ERREURS

ET

PREJUGÉS

DES GENS DU MONDE

EN HYGIÈNE ET EN MÉDECINE.

IMPRIMERIE D'ABEL GOUJON,
A SAINT-GERMAIN-EN-LAYE.

ERREURS

ET

PRÉJUGÉS

DES GENS DU MONDE

EN HYGIÈNE ET EN MÉDECINE,

PAR M. L. C***,

Docteur en Médecine de la Faculté de Paris.

PARIS,

LEDOYEN, LIBRAIRE,

PALAIS-ROYAL, GALERIE VITRÉE, N° 214.

1829.

AVANT-PROPOS.

Voici un livre qui ne se distingue ni par le style, ni par le plan, ni par le nom de l'auteur, mais seulement par le grand nombre de vérités utiles qu'il contient. La vérité n'étant la propriété d'aucune plume, on ne nous accusera pas de faire notre éloge en feignant de faire celui de notre écrit.

Ce n'est point un livre de médecine populaire, car il n'enseigne point à se traiter soi-même, et, sous ce rapport, les médecins nous pardonneront de l'avoir publié. Ce n'est point un livre de médecine académique, car il contient fort peu de termes techniques, et peut-être n'en sera-t-il que plus clair : peut-être aussi le public nous saura-t-il gré de lui avoir parlé raison dans la langue de nos mères, et non dans le jargon scientifique.

Cet ouvrage est destiné à mettre les familles en garde contre une foule d'erreurs qui nuisent à la santé, qui engendrent des maladies, les empêchent de guérir, ou les rendent mortelles.

Nous nous estimerions heureux si ce travail, où nous avons reproduit les opinions et quelquefois même jusqu'aux expressions des hommes qui ont illustré l'art de guérir, peut dérober quelques victimes à l'erreur et conquérir quelques esprits à la vérité.

Au temps où nous vivons tout marche au perfectionnement ; toute espèce de monopole est fortement condamné par la raison publique. Pourquoi les médecins conserveraient-ils le privilége de donner des conseils pour éviter les maladies ? Qu'ils conservent celui de guérir, il est assez beau. Nous bornons notre ambition à répéter, d'après les plus célèbres d'entre eux, les résultats les plus positifs de l'observation et de l'expérience ; nous sommes leur écho, comme ils sont celui de la raison, quand ils écrivent sous l'inspiration de la conscience et du savoir.

Si nous avions passé en revue toutes les erreurs qui menacent la santé des hommes, un in-folio eût à peine suffit, tant il y a de manières de se tromper sur ce qui intéresse le plus. Pour ne pas dépasser les limites qui nous sont imposées, nous n'avons attaqué que les erreurs qui causent chaque jour de graves accidens. Si le public encourage cet essai, peut-être oserons-nous y ajouter une suite.

Notre unique but est d'être utile : il nous

a paru que nous l'atteindrions en comprenant dans ce travail le plus de choses dans le moins de mots possible.

Multa paucis.

ERREURS

ET

PRÉJUGÉS

DES GENS DU MONDE

EN HYGIÈNE ET EN MÉDECINE.

DES LIVRES DE MÉDECINE.

Les gens du monde recherchent et lisent les livres de médecine, moins pour étudier l'art de guérir que pour connaître les symptômes des maladies qu'ils redoutent, ou de celles dont ils se croient attaqués. En cela ils sont bien servis par la multitude d'écrits que l'on publie journellement, et dans lesquels de prétendus savans mettent soi-disant la science médicale à la portée de toutes les intelligences : ainsi, l'empirique met, comme il le dit lui-même, ses drogues à la portée de toutes les fortunes.

Croire qu'une personne du monde, par la lecture, même la plus attentive, des meilleurs traités de médecine, puisse acquérir, pour son usage ou pour celui d'autrui, une connaissance suffisante de l'art de guérir, est une erreur aussi grave que répandue, qui a eu de tout temps et qui aura toujours les suites les plus funestes.

L'art de guérir ne s'apprend pas seulement dans les livres destinés à l'enseigner; il n'en est pas d'un traité de médecine comme d'un cours d'arithmétique, où tout est d'une clarté parfaite et soumis à une démonstration rigoureuse. La médecine, malgré les importantes découvertes dont elle s'enrichit chaque jour, est un art conjectural dans beaucoup de ses parties, et dans lequel les exceptions l'emportent sur les règles. Ce n'est que dans les hôpitaux, près du lit des malades, qu'on peut l'étudier avec fruit. Lors même que ses préceptes seraient parfaitement déterminés par le raisonnement, il faudrait encore les approprier à la constitution de chacun, et c'est là ce qu'aucun livre ne peut enseigner.

L'homme qui n'a étudié qu'en théorie se livre naturellement à la médecine symptomatique, et cherche à faire entrer, de gré ou de force, chacune des maladies dont il entreprend la cure, dans une des catégories admises par son auteur favori. A la vue de chaque symptôme semblable, il croit qu'il s'agit de la même maladie, il agit en conséquence, et traite par le même moyen des maladies diamétralement opposées.

En effet, des symptômes semblables caractérisent très souvent des maladies tout-à-fait différentes, qui ne peuvent être distinguées les unes des autres que par un homme aussi habile dans la pratique que savant dans la théorie. Ainsi la toux se rencontre dans le catarrhe pulmonaire, la péripneumonie, la pleurésie, la phthisie pulmonaire, l'asthme, la coqueluche, le croup; elle accompagne la pleurodynie, la phthisie laryngée, les anévrismes du cœur et des gros vaisseaux, la péricardite, l'hydropéricarde, l'hydrothorax et certaines irritations de l'estomac. L'homme qui, de tous les symptômes particuliers à chacune de ces maladies, ne remarquera que la toux, commune à toutes, croira n'avoir à traiter que la même affection, et agira dans cette persuasion : qui pourrait dire combien de victimes feront sa présomption et son ignorance ?

Un homme du monde, quel que soit son amour pour l'étude, ne pénétrera jamais, à l'aide de ses lectures, assez avant dans la science médicale, pour traiter sans danger et avec succès la maladie la plus simple; et, lors même qu'il ne voudrait lire que pour lui-même, il ne deviendra jamais assez habile pour se guérir de la plus légère affection.

Si les symptômes le trompent sur les autres, ils le tromperont bien autrement sur lui-même. Rarement un malade sait parfaitement ce qu'il éprouve, et l'on ne peut s'imaginer combien il faut de pénétration au médecin pour discerner, à travers tout ce que lui disent les malades, les véritables caractères de la lésion dont ils souffrent. Nous sommes mauvais juges dans nos propres affections, et cela est si bien reconnu, même des gens de l'art, que tout médecin malade s'empresse d'appeler près de lui un de ses confrères.

L'homme du monde qui croirait en avoir assez appris pour se traiter lui-même tomberait dans des méprises fâcheuses, et pourrait devenir victime de sa présomption. Un exemple mémorable vient à l'appui de cette assertion. Lord Byron, imbu, comme tous les Anglais, d'idées médicales erronées, refuse de se laisser saigner, pensant avoir une fièvre bilieuse, et périt d'une fluxion de poitrine, sur cette terre qu'il se proposait de soustraire à la dominatioı les barbares. Peut-être eût-il été plus confiant s'il se fut agi de ses chevaux. On remarque, en effet, que telle personne qui repousse les médecins, et veut se traiter elle-même lorsqu'elle est malade, s'empresse d'appeler un vétérinaire quand un des animaux dont elle est propriétaire lui paraît en danger. La vie est-elle donc moins chère à l'homme que l'argent?

Lors même qu'on parviendrait à connaître l'espèce de maladie dont on est attaqué, serait-on sûr de s'en former une idée tellement précise que l'on pût dire à quelle période elle serait parvenue? Ne la croira-t-on pas plus ou moins grave qu'elle ne l'est en effet? L'apathie et les affections morales ne peuvent-elles pas lui donner un caractère de gravité qu'elle n'aurait pas eu sans cela? Des mélancoliques, atteints de phthisie pulmonaire et adonnés à la lecture des livres qui traitent de leur maladie, s'affectent tellement qu'ils en précipitent la marche, et parviennent au terme de leur vie avant l'époque marquée par la nature. Si les maladies étaient toujours simples, si elles conservaient constamment le même caractère, si, enfin, elles étaient toujours telles qu'on les trouve dans les livres de médecine, il ne serait pas impossible de traiter les affections morbifiques, soit dans les autres, soit dans sa propre personne; mais la même maladie diffère en raison de l'âge, du sexe, du climat, du genre de vie, de travail, etc.; des traitemens différens sont nécessaires, suivant les nombreuses modifications qu'elle éprouve, et en raison de chaque constitution individuelle.

La lecture des livres qui enseignent l'art de guérir ne peut donc jamais donner aux gens du monde une assez grande somme de connaissances positives, pour qu'ils puissent se permettre d'exercer un art si difficile. Elle est même dangereuse pour l'homme en santé disposé à la mélancolie, et qui croit éprouver quelque malaise:

il ne manque jamais d'avoir toutes les maladies dont il lit la description. Écoutons là-dessus J. J. Rousseau :

« Ayant fait entrer un peu de physiologie dans mes lectures, je m'étais mis à étudier l'anatomie, et passant en revue la multitude et le jeu des pièces qui composaient ma machine, je m'attendais à sentir détraquer tout cela vingt fois le jour; loin d'être étonné de me trouver mourant, je l'étais que je pusse encore vivre, et je ne lisais pas la description d'une maladie que je ne la crusse la mienne. Je suis sûr que si je n'avais pas été malade, je le serais devenu par cette fatale étude. Trouvant dans chaque maladie les symptômes de la mienne, je croyais les avoir toutes, et j'en gagnais par-dessus une plus cruelle encore, dont je m'étais cru délivré : la fantaisie de guérir; c'en est une difficile à éviter quand on se met à lire des livres de médecine. A force de rechercher, de réfléchir, de comparer, j'allai m'imaginer que la base de mon mal était un polype au cœur (1). »

A ce fait remarquable ajoutons l'anecdote suivante : Un homme d'un tempérament mélancolique et bilieux, rêvant en très bonne santé qu'il était malade, pria un de ses amis de lui lire, dans un traité de médecine, la description de

(1) *Confessions de J. J. Rousseau*, liv. VI

quelques maladies, afin de trouver la sienne. A la première, il crut reconnaître de suite tout ce qu'il s'imaginait éprouver depuis son rêve; on lit une seconde description, et le prétendu malade n'a plus la première maladie. La lecture d'une troisième description produit le même effet, c'est-à-dire guérit la seconde et fait admettre la troisième. De lecture en lecture, et de description en description, le mélancolique eut, en une demi-heure, une douzaine de maladies successives. Enfin, il s'en trouva une qui se présentait avec des signes caractéristiques si semblables aux symptômes qu'il avait cru remarquer en lui qu'il ne voulut pas aller plus loin. — Si c'est là ce que tu éprouves, lui dit son ami, attends-toi à mettre un enfant au monde avant qu'il soit vingt-quatre heures, car je viens de te lire les symptômes précurseurs de l'accouchement.

Le fils d'un raffineur d'Orléans, était, en 1811 et 1812, atteint d'une mélancolie qui le portait a se croire menacé d'une dangereuse maladie. A tout moment il accourait vers son médecin, la frayeur peinte sur le visage, et lui disait : Docteur, j'ai ressenti ce matin, là, dans la poitrine, une douleur qui a bien duré un quart de minute. Pour un mal aussi grave, on ordonnait la promenade et la dissipation. Heureusement il ne vint pas dans l'idée du prétendu malade de lire des livres de médecine; il exécuta les ordonnances, se promena, se donna quelques distractions, et guérit complétement, non du mal qu'il n'avait pas, mais de la crainte du mal qu'il redoutait.

M. le docteur Piorry, dans un article qu'il a fourni au *Dictionnaire des Sciences Médicales*, sur le sujet que je traite, rapporte qu'un homme du monde, atteint d'une maladie incurable et mortelle, cherchait dans un livre de médecine la funeste vérité que lui cachaient son médecin et ses amis.

« Le malade ouvre donc l'ouvrage qui doit l'éclairer sur les dangers qui le menacent; là, rien n'est ménagé; l'affreuse vérité se montre dans tout son jour, et il ne trouve rien qui puisse ranimer en lui le flambeau de l'espérance. L'article qui lui prédit une mort inévitable et terrible est cent fois consulté; il le lit et le lit encore, et à chaque instant son inquiétude est augmentée par une inquiétude nouvelle; il devient triste sans en avouer la cause, chagrin, morose; son caractère prend une teinte sombre qui le rend acariâtre et insuportable pour tout ce qui l'entoure; son épouse et ses enfans sont peut-être encore plus à plaindre que lui, tant il est difficile de satisfaire à ses caprices et de détruire ses craintes. Couché sur le lit de douleur, nulle distraction ne le tire de ses sombres idées, son esprit inquiet aggrave même les périls auxquels il est exposé ; il voit le terme qu'il redoute plus proche encore qu'il ne l'est réellement, et le sort dont il est menacé se présente sans cesse à son imagination troublée. Vous le verriez morne et abattu ; sa physionomie, image de la douleur, peint l'état déchirant de son âme ; chaque jour augmente ses craintes et ses souffrances, parce que chaque jour, ou plutôt chaque minute, l'ouvrage fatal est consulté et fournit de nouveaux sujets de terreurs : le chagrin dont il est dévoré hâte le moment qui doit terminer une existence si pénible ; le mal fait des progrès rapides, et il voit arriver avec horreur le moment où l'heure fatale va sonner. Plus de confiance dans les soins du médecin philanthrope : c'est en vain qu'on cherche à lui cacher son état ; les avis les plus consolans sont méprisés ; le régime que l'homme de l'art conseille pour prolonger la vie, les médicamens qu'il donne pour appaiser les douleurs ne sont plus mis en usage, parce que le malade apprend dans son livre qu'ils ne peuvent le guérir. C'est alors que, désespérant des secours de l'art, le moribond se livre à des charlatans éhontés qui épuisent les sources de la vie, et hâtent une mort qu'on aurait pu peut-être éloigner et rendre bien moins cruelle. Imprudent ! Quel avantage as-tu tiré de ta lecture pernicieuse ? A quoi ta curiosité dangereuse t'a-t-elle réduit ? Combien gémis-tu de ta folle témérité ? Tu voudrais que l'ouvrage fatal n'eût jamais existé ; mais il n'est plus temps, le coup est porté, et rien ne peut te tirer de tes inquiétudes déchirantes..... »

Je n'ajouterai rien à un tableau si bien tracé. Je ne formerai qu'un vœu, c'est que tous les livres qui traitent de l'art de guérir soient, comme ils l'étaient autrefois, écrits en latin. Ils pourraient circuler dans tout le monde savant, sans qu'il fût nécessaire de les traduire, et ils seraient à l'abri de l'indiscrétion d'un grand nombre de personnes qui vont y chercher une instruction qu'elles n'obtiendront jamais qu'incomplétement, et qui acquièrent un faux savoir, vingt fois plus dangereux pour elles et pour les autres qu'une franche ignorance.

DES MALADIES IMAGINAIRES.

C'est une erreur et une faute grave que de s'abandonner, relativement à sa santé, à tous les écarts d'une imagination facile à s'alarmer, et de se croire, à la moindre indisposition, au moindre dérangement, attaqué tantôt d'une maladie, tantôt d'une autre.

Le père de la comédie française a frappé d'un ridicule ineffaçable les malades imaginaires ; cependant leur nombre est immense parmi les femmes arrivées à l'âge de retour et chez les hommes retirés des affaires. Ils ne veulent pas concevoir que mille causes différentes peuvent apporter un trouble purement momentané dans l'économie, mais qu'un jour de repos et une nuit d'un sommeil calme rétablit l'équilibre. De chaque malaise on fait une maladie dangereuse, et le médecin qui ne sait pas, ou ne veut pas la trouver, passe pour un ignorant et bientôt est remplacé par un autre, puis par un troisième, jusqu'à ce qu'on en ait rencontré un qui ait le bon esprit de convenir qu'on est en effet sérieusement malade, afin de s'emparer de l'imagination du sujet pour le guérir ou pour flatter une erreur lucrative.

Rien n'est plaisant comme de mettre aux prises deux malades imaginaires, et de leur faire connaître l'un par l'autre le ridicule de leurs gémissemens et de leurs plaintes. Chacun se moque de son confrère en maladie, attribue son état à une imagination mal réglée, prétend qu'il jouit de la santé la plus florissante, et ne manque pas de finir par ces mots : « Moi, c'est autre chose, je souffre réellement, je suis effectivement bien malade. » Je connais une dame de quarante-huit ans environ, d'une très bonne santé, qui a éprouvé ou éprouve à l'instant même, toutes les maladies qu'elle entend nommer ou dont on se plaint devant elle. Si l'on parle d'une migraine, d'un enrouement, elle s'écrie sur-le-champ : « Et moi, je ne dis rien, mais je souffre cruellement de la tête, et je peux à peine parler. » Si on annonce la mort de quelqu'un, elle a failli dix fois mourir : quand la conversation languit, elle ne trouve pas de meilleur moyen pour la ranimer que de se plaindre d'un ton de voix languissant de ses souffrances ; aussitôt on s'inquiète, on s'empresse autour d'elle, et c'est là ce qu'elle désire.

Cette manie de se plaindre pour attirer l'attention et devenir l'objet des inquiétudes et des soins, pour se faire un moment le centre autour duquel tout gravite, et se procurer l'occasion de parler plus ou moins longuement de soi, est sans doute une singulière ressource de l'amour-propre ; cependant rien n'est plus commun parmi les personnes qui vivent dans l'oisiveté.

Je crois devoir prévenir mes lectrices de provinces que, depuis long-temps, il est de mode parmi les jolies femmes de la capitale de jouir d'une bonne santé, et de ne se plaindre que lorsqu'on souffre réellement. Les vapeurs, les migraines, si utiles autrefois pour se débarrasser d'un importun ou pour obtenir d'un mari trop économe une parure ardemment désirée, sont aujourd'hui reléguées au fond des départemens. Une jeune femme, languissamment étendue sur un canapé, et se plaignant d'une voix douce et mourante, n'inspirerait plus le moindre intérêt, dans ce siècle où le positif a éteint cette *sensiblerie* dont nos pères étaient si abondamment pourvus. Loin d'accourir pour faire cercle autour de la jolie malade, on la recommanderait à un médecin, et l'on se bornerait à se faire écrire à sa porte. C'est là, sans doute, une puissante ressource perdue pour la coquetterie; mais reposons-nous sur les dames du soin d'en trouver d'autres : en ce genre leur génie n'a jamais failli.

Les hommes retirés du commerce ou des affaires civiles ou militaires tardent peu à éprouver les maux réels de l'oisiveté. Leur activité physique et morale ne trouvant plus d'alimens se tourne contre eux-mêmes; l'épée use le fourreau, comme l'a dit le citoyen de Genève.

Toute personne qui, dupe de son imagination, se croit affectée de maladies qu'elle n'aura jamais, et que la moindre indisposition jette dans les alarmes, doit, au lieu de recourir aux médicamens, toujours dangereux quand ils ne sont pas nécessaires, chercher d'agréables distractions, et se créer des occupations qui changent le cours de ses idées. Si le dérangement dont elle a à se plaindre persiste malgré ce régime moral, il est nécessaire d'appeler un médecin, de suivre ses conseils, de ne point se disposer, par des inquiétudes mal fondées, à des maladies sérieuses, en traitant d'une manière imprudente ou en laissant marcher une indisposition passagère ou qui aurait cédé aux premiers soins.

Il n'est pas de situation plus pénible que celle d'un homme qui, au moindre trouble, se croit toujours ou malade, ou menacé de maladie. Son imagination empoisonne tous les plaisirs qu'il peut goûter, lui fait repousser toutes les consolations que l'amitié lui vient offrir ; sa vie est un supplice continuel. Si on l'assure qu'il est en bonne santé, on le trompe, il ne connaît que trop bien son état, il ne sent que trop son mal ; si on lui dit qu'il n'est menacé d'aucun danger pour l'avenir, on ment, il voit bien le contraire à la couleur de son teint, à l'agitation de son pouls. D'ailleurs, les symptômes qu'il remarque en lui sont clairs, positifs, et monsieur et madame *tels* sont morts de la même maladie, car ils offraient les mêmes symptômes.

Cet état d'anxiété est une véritable maladie morale qui doit être combattue avec persévérance par les moyens indiqués plus haut : fortifiez le jugement et l'imagination, le sujet guérira bientôt d'un mal qui n'a pour cause que la faiblesse de la pensée et un amour de soi mal entendu.

DES ANNÉES CLIMATÉRIQUES.

Selon une croyance que nous ont léguée les Pythagoriciens, tous les changemens s'opèrent en nous par la vertu du nombre sept ou de ses multiples, et notre corps ou se renouvelle ou se modifie suivant le même nombre. A sept mois le fœtus est viable; sept mois après la naissance la première dentition s'opère; la seconde à sept ans; à quatorze arrive la puberté; à vingt-un ans le corps cesse de croître en hauteur, et l'homme entre dans la jeunesse; à vingt-huit, il devient homme fait; entre quarante-deux et quarante-neuf ans, les femmes perdent les marques extérieures de la fécondité; l'homme lui-même éprouve, dans sa quarante-neuvième année, produit de la multiplication de sept par sept, une révolution qui change tout-à-fait la nature de son tempérament. Mais la plus redoutable de toutes les années climatériques, est la soixante-troisième, qui est le résultat de la multiplication de *neuf* par *sept*. Si l'on ne meurt point cette année-là, on doit essuyer quelque maladie grave, à la suite de laquelle on peut espérer vivre encore jusqu'à soixante-dix ans.

Ces idées ne reposent sur rien de solide. La première dentition ne s'opère point irrévocablement le septième mois, on la voit commencer quelquefois peu de semaines après la naissance, et souvent être retardée jusqu'au dixième et même au quinzième mois de la vie. La puberté se manifeste, chez les filles surtout, quelquefois dès la douzième, onzième et même dixième année, et souvent être reculée jusqu'à la dix-huitième et vingtième année, comme cela arrive dans les campagnes où les femmes se livrent à des travaux fatigans. En général, la puberté est plus ou moins précoce, suivant le climat et le genre de vie, et il en est de même de l'époque où les femmes perdent la faculté de se reproduire. Dans les pays chauds, les filles, nubiles à neuf ans, cessent d'être fécondes à trente; dans le Nord, ce n'est que vers la seizième, et même la dix-huitième année que les hommes donnent des preuves de virilité.

Il en est de même pour tous les autres phénomènes qui se remarquent dans le corps humain. Aucun ne survient à une époque fixe, déterminée, et dont on puisse prédire positivement la date. Tous ont un caractère de variabilité qui dépend de mille causes différentes. Ils sont accélérés ou retardés, ils s'exécutent ou s'interrompent pour reprendre après une suspension plus ou moins longue, ils sont sentis ou inaperçus; enfin ils varient en symptômes, en époques ou en résultats, comme varient de tempérament, d'occupations, d'humeur, etc., les divers sujets qui peuvent en être affectés.

Ainsi donc, redouter une maladie parce qu'on approche de quarante-deux, quarante-neuf ou soixante-trois ans, est se remplir l'imagination de terreurs mal fondées, et empoisonner mal à propos son existence. Combattons les maladies quand elles surviennent, mais que le pressentiment d'un mal qui souvent n'arrivera pas, ne nous en donne pas un quelquefois plus difficile à guérir.

Malgré tout ce que je viens de dire, et le peu de croyance qu'on doit accorder aux années climatériques, il est une époque de la vie, dont il n'est pas possible d'indiquer le commencement et la fin, à laquelle l'homme étant parvenu, éprouve des changemens notables dans sa constitution et est menacé de maladies graves. Cette époque, qui arrive ou plus tôt ou plus tard, suivant le tempérament des individus et les circonstances au milieu desquelles ils ont vécu, est celle du passage de la jeunesse à l'âge viril. Quand elle arrive, l'homme qui a été souvent trompé dans ses espérances, perd ces illusions et cette confiance qui faisaient le bonheur de son jeune âge : c'est le moment du désenchantement, des repentirs et de la vérité. Si l'on a compromis son avenir par des démarches irréfléchies, par un mariage inconvenant, on voit avec douleur l'abime dans lequel on s'est plongé ; l'on tombe dans la mélancolie ; l'on est atteint des maladies qu'elle entraine à sa suite, et l'on éprouve ce découragement et ces langueurs qui abrégent la vie ou la remplissent d'amertume.

Buffon a tracé un tableau énergique et vrai de cette époque de la vie :

« C'est à cet âge, dit-il, que naissent les soucis, et que la vie est la plus contentieuse; car on a pris un état, c'est-à-dire qu'on est entré par hasard ou par choix dans une carrière qu'il est toujours honteux de ne pas fournir, et souvent très dangereux de remplir avec éclat. On marche donc péniblement entre deux écueils également formidables : le mépris et la haine; on s'affaiblit par les efforts qu'on fait pour les éviter, et l'on tombe dans le découragement ; car, lorsqu'à force d'avoir vécu et d'avoir reconnu, éprouvé l'injustice des hommes, on a pris l'habitude d'y compter comme sur un mal nécessaire; lorsqu'on s'est enfin accoutumé à faire moins de cas de leurs jugemens que de son repos, et que le cœur, endurci par les cicatrices mêmes des coups qu'on lui a portés, est devenu plus insensible, on arrive aisément à cet état d'indifférence, à cette quiétude dolente dont on aurait rougi quelques années auparavant. La gloire, ce puissant mobile de toutes les grandes âmes, et qu'on voyait de loin comme un but éclatant qu'on s'efforçait d'atteindre par des actions brillantes et des travaux utiles, n'est plus qu'un objet sans attraits pour ceux qui en ont approché, et un fantôme vain et trompeur pour les autres qui sont dans l'éloignement. La paresse prend sa place, et semble offrir à tous des routes plus aisées et des biens plus solides; mais le dégoût la précède et l'ennui la suit; l'ennui, ce triste tyran de toutes les âmes qui pensent, contre lequel la sagesse peut moins que la force. »

DES JOURS CRITIQUES.

On est généralemsnt persuadé que, dans le cours d'une maladie, il est des jours pendant lesquels le mal paraît s'assoupir, pour s'éveiller le lendemain avec plus de violence et d'intensité, et amener une crise qui décide du sort du malade. Ces jours néfastes, toujours désignés par un nombre impair, et nommés *jours critiques*, sont partout attendus avec anxiété par ceux qui environnent le lit d'un malade. S'il passe le neuvième, le onzième jour, on conçoit quelque espoir. Le treizième jour est très redouté, et l'on tremble en pensant au vingt-unième. Quant aux jours pairs on a assez confiance en leur bénignité.

La crainte qu'inspirent certains jours est un reste de cette ancienne idée que les nombres exercent une influence favorable ou funeste sur notre destinée; c'est un des débris du système de Pythagore. Malgré l'autorité d'un grand nom cette croyance n'a rien de solide.

Il est tout simple qu'après une attaque plus ou moins vive, le mal, fatigué lui-même de ses propres efforts, s'arrête momentanément, et semble reprendre haleine pour revenir à la charge; mais ces instans de trève, ces renouvellemens d'accès n'ont rien de régulier ni de fixe, et le cours d'une maladie ne se règle pas comme la marche d'une pendule.

Tous les praticiens qui ont voulu, d'après la doctrine des jours critiques, prédire les accidens d'une maladie, ont été trompés dans leurs calculs. Tel attend le septième jour un changement favorable, et voit aggraver la situation du malade; celui qui compte sur une évacuation critique par le nez, les sueurs, les selles ou les urines, est tout étonné de ne voir rien arriver. Une fièvre inflammatoire qui doit, le septième jour, finir par une hémorrhagie nasale, se termine, le sixième, par un autre moyen, ou se prolonge avec une obstination désespérante pour les prévisions magistrales. Une fièvre bilieuse, selon les propagateurs de la doctrine des jours critiques, doit produire, le quatorzième jour, de copieuses évacuations alvines, et la crise s'effectue par d'abondantes sueurs. En vain l'expérience dément tous les jours les calculs qu'on se plaît à faire : si la science en profite, le monde n'en tire aucun parti. Quand la crise qu'on attend tel jour est avancée ou retardée, on ne veut pas en démordre; et, au lieu de renoncer à une idée dont la fausseté est démontrée, on aime mieux chercher dans quelque cause tout-à-fait étrangère, le motif d'une prétendue aberration qui n'existe nulle part. On se rappelle avoir administré un clystère, avoir donné un verre de tisane ou tout autre remède aussi insignifiant, et voilà ce qui a retardé ou accéléré la crise qui devait infailliblement avoir lieu.

Il en est des jours critiques comme des années climatériques, rien n'en est réel, ni positif. Dans le cours d'une maladie, attendre à jour fixe telle crise ou tel accident, c'est s'exposer à de fréquens mécomptes.

Les plus savans modernes regardent les jours critiques comme une chimère. Sydenham, l'hippocrate anglais, en nie l'existence. Bordeu, le plus illustre des médecins français, n'y croyait guère. Corvisart combat cette doctrine pythagoricienne dans son *Commentaire sur l'ouvrage d'Auenbrugger*, et M. Richerand en range la croyance au nombre des erreurs populaires.

Malgré des autorités si puissantes, on croira encore long-temps aux jours critiques. Que le hasard justifie une fois ou deux les prédictions d'un médecin, en voilà plus qu'il n'en faut pour réchauffer la foi de ceux que le raisonnement et l'exemple des maîtres auraient ébranlés. Ce préjugé peut être cependant la cause de grands malheurs. Un malade a éprouvé hier une crise, il est aujourd'hui dans son *bon jour*, on croit pouvoir lui donner des soins moins attentifs, l'abandonner en quelque façon à lui-même, déserter enfin son chevet, et, en l'absence de tout secours, il est attaqué d'un accès qui ne devait revenir que le lendemain. Le malheureux succombe, seul sur un lit de douleur, parce qu'on se trouve au 4, au 6, au 8 du mois, ou à tout autre nombre pair. Qu'on se souvienne bien que, du plus au moins, tous les jours d'une maladie sont critiques et dangereux, qu'on ne doit point ajouter confiance à un calme apparent, et qu'il n'est de *bon jour* que celui de la guérison.

DES PRINCIPES MORBIFIQUES.

On est assez généralement persuadé, même parmi bon nombre de médecins, qu'il n'existe aucune maladie sans un principe morbifique, dont l'évacuation critique et indispensable amène la guérison parfaite.

Dans le temps que Boerhaave expliquait les phénomènes de la vie par les lois de la chimie et de la physique, et supposait des acrimonies acides, alkalines, acerbes, etc., il devait paraître raisonnable que toute maladie eût une cause matérielle, et se terminât par l'expulsion d'une humeur peccante. Mais, la première loi, dans toutes les sciences qui ont pour objet l'étude de la nature, est de ne rien admettre au-delà de ce que nos sens nous font apercevoir. L'humeur peccante et le principe morbifique sont donc considérés avec raison comme des suppositions gratuites et erronées.

S'ils existaient en effet, il s'ensuivrait que toute maladie qui parvient à la guérison, devrait, de toute nécessité, se terminer par une évacuation critique, et cela pourtant est loin d'arriver. Par exemple, que devient le principe morbifique dans les fièvres nerveuses, ataxiques ou malignes des auteurs, qui ne sont terminées par aucune évacuation? Reste-t-il dans l'économie intérieure, dans un état d'engourdissement et de mort, et le malade, qui paraît complétement guéri, ne l'est-il que pour de courts instans, et pour faire plus tard une rechute ?

Les évacuations par lesquelles se termine souvent une maladie, mais par lesquelles elles ne se terminent pas toutes, n'ont pas pour objet l'expulsion d'un principe morbifique; elles signalent seulement le retour à un état d'équilibre et le rétablissement des excrétions troublées ou suspendues pendant le travail de la maladie. Ainsi, fatiguer un sujet par des purgatifs, des diurétiques, des sudorifiques, dans le dessein de hâter l'expulsion du principe morbifique, c'est compromettre le mieux-être qu'il éprouve, et provoquer le plus souvent des rechutes dangereuses.

Il est néanmoins quelquefois nécessaire de favoriser des excrétions qui ne sont point assez abondantes, ou qui sont entravées dans leur cours. Des moyens doux, légèrement excitans, sont les seuls à employer pour seconder le travail de la nature, qui demande elle-même à rétablir la circulation des fluides et les évacuations nécessaires. Mais quand ces évacuations s'opèrent d'elles-mêmes et en assez grande abondance, il faut les abandonner à leur cours naturel, et ne point, par d'imprudentes évacuations, les rendre tellement continues qu'elles jettent le malade dans l'épuisement. Il suffit de veiller à ce qu'elles n'éprouvent ni ralentissement, ni suppression.

DES LIQUEURS.

Le vin de Madère, le rhum, l'eau-de-vie, le kirschwasser, passent pour être de puissans digestifs, et plus sains que les liqueurs sucrées, qui renferment également de l'alcool ou esprit de vin. Et, en effet, les liqueurs aromatisées par une huile essentielle d'une grande activité, telle que l'huile d'anis ou de girofle, sont très échauffantes; mais lorsque le sucre n'est uni qu'à un aromate très doux, tel que la fleur d'oranger, l'activité de l'eau-de-vie, qui fait la base de toutes les liqueurs, se trouve émoussée, et l'usage en est moins dangereux.

Néanmoins, il ne faut pas croire que les liqueurs douces possèdent des vertus digestives : toute boisson alcoolique finit par détruire les forces de l'estomac qui les reçoit habituellement.

C'est à tort qu'à la fin d'un grand repas on se gorge de liqueurs fortes, dans l'idée de faciliter la digestion. Le meilleur moyen de bien digérer est de manger avec modération. Si l'on s'est livré avec excès au plaisir de la table, il faut boire de l'eau légèrement sucrée, aromatisée avec quelques gouttes d'eau distillée de fleur d'oranger, de tilleul, ou une cuillerée de café à l'eau léger.

DU SUCRE.

De tous les produits immédiats des végétaux, le sucre est celui dont l'usage est le plus étendu et le plus multiplié. Sa saveur douce et agréable plaît à presque tous les goûts. Les enfans et les vieillards la recherchent particulièrement.

Le sucre a eu des partisans et des détracteurs : on lui a attribué des vertus presque miraculeuses; on l'a dénoncé comme capable d'entraîner à sa suite de graves inconvéniens. On a prétendu qu'il échauffait, procurait la constipation, épaississait le sang. La vérité est entre les extrêmes.

Le sucre, mêlé, dans une proportion modérée,

à nos boissons et nos alimens, forme un assaisonnement aussi agréable qu'utile. Dissout dans de l'eau tiède et pris après le repas, il aide à la digestion. Dans aucune circonstance, quand on en fait un usage modéré, il ne peut être nuisible : son excès seul devient dangereux.

Le sucre possède des vertus nutritives, et peut, jusqu'à un certain point, pendant un temps peu prolongé, suppléer à des alimens plus substantiels. Nous voyons tous les jours des enfans nouveau-nés, destinés à être allaités à la campagne par une femme étrangère, nourris d'eau sucrée pendant quelquefois sept à huit jours, en attendant la nourrice, ne point dépérir. M. le docteur Pinel parle d'un enfant que sa mère ne put allaiter, et qui, pendant les deux premiers mois, ne fut nourri que d'alimens assez sucrés pour consommer deux livres de sucre par semaine, et qui fut toujours bien portant; néanmoins cet exemple ne doit pas être imité. M. le docteur De Lens cite une petite fille qui, mise au même régime, s'en trouva très bien, n'éprouva jamais de constipation, marchait à un an, était fraîche, grasse et en excellent état de santé. Un officier d'infanterie légère assure avoir fait, en 1812, la route de Moscou aux bords du Rhin, sans autres provisions et alimens qu'un pain de sucre de dix livres, dont il mangeait sept à huit onces par jour.

Si la qualité nutritive du sucre en rend l'usage bienfaisant, cette même qualité le rend nuisible quand il est poussé à l'excès. Une jeune dame, mère d'une petite fille, s'était retirée à la campagne pour l'allaiter elle-même. Le sucre coûtait 6 et 7 fr. la livre, et la jeune mère croyait donner une grande preuve de tendresse à son enfant, en lui prodiguant outre mesure une chose aussi chère ; elle mettait de la vanité à dire : « Ma fille consomme une livre de sucre par jour. » Le sucre était prodigué dans les alimens, dans les boissons. Quand la mère s'imaginait que l'enfant avait besoin de boire, elle faisait fondre, dans un demi-verre d'eau, deux gros morceaux de sucre, et lui présentait, pour la désaltérer, un liquide de la consistance du sirop. Pour justifier cette prodigalité, elle répétait, d'après le savant Chaussier, dont le goût pour le sucre était si connu : *Le sucre ne fait de mal qu'à la bourse.* Dans les commencemens, ce système parut suivi d'un brillant succès : la petite fille était blanche, grasse, fraîche, et paraissait jouir de la meilleure santé ; mais, au commencement de la seconde année, quand vint le moment du sevrage, et qu'il fallut substituer des alimens au lait de la mère, elle ne put en supporter aucun : elle les prit tous indistinctement en aversion, et lorsqu'on la contraignait à les recevoir, son estomac les rejetait sur-le-champ. Il fallut donc en revenir au sucre, et l'enfant, qui n'y trouvait sans doute pas assez de matière alimentaire, mourut dans le marasme à l'âge de quinze mois.

C'est donc une grave erreur de croire que le sucre, pris immodérément, ne peut amener aucun inconvénient. Il en est de cette substance comme des meilleures, il ne faut point la prodiguer sans réflexion. Des boissons et des alimens légèrement sucrés stimulent l'appétit, mais tout ce qui sort des bornes d'une sage modération, peut avoir des résultats funestes.

DE L'EXERCICE APRÈS LA DIGESTION.

Après un grand dîner on a coutume de se rendre dans les jardins, ou de sortir dans la campagne, de se promener, en un mot, afin de faciliter la digestion. C'est une erreur de croire que l'exercice seconde les forces digestives, il tend, au contraire, à les ralentir et même à les interrompre.

Le repos est utile dans les momens où l'estomac, rempli d'alimens, travaille à en opérer la décomposition. Tous les mouvemens vitaux doivent alors se porter vers l'organe qui exerce ses fonctions, et l'exercice a pour résultat d'appeler les forces vers les muscles, de ralentir la sécrétion des fluides destinés à provoquer la dissolution des alimens.

Les personnes irritables et nerveuses sont sujettes à des chaleurs d'entrailles, à des éructations, et même à des vomissemens quand elles sont obligées de se mouvoir immédiatement après le repas. La digestion, même très bonne, ralentit la circulation du sang et provoque plus ou moins le sommeil. Les animaux, même les plus sauvages, sont disposés au repos après avoir mangé; ceux qui se nourrissent de chair, et chez qui l'estomac doit travailler plus laborieusement, ont un besoin plus grand de dormir auquel ils cèdent presque toujours. Quand un chat est bien repu, il cherche un lieu commode et s'endort. Les peuples du midi donnent au sommeil l'heure qui suit le repas du milieu du jour; les Italiens et les Espagnols ont l'habitude générale de faire, en sortant de table, ce qu'ils nomment la *siesta*. Les ouvriers, en France, et particulièrement les maçons, dont le dîner n'est pas splendide, se jettent, après l'avoir pris, sur un monceau de sable, sur le pavé, n'importe où, et dorment une demi-heure. Cette pratique, qu'ils suivent par habitude et sans en rien espérer de bienfaisant, est pourtant efficace, car elle donne à la digestion le temps de s'établir, et prévient les accidens qui pourraient leur survenir s'ils reprenaient de suite leur travail.

Il ne faut donc pas se promener après un grand repas, et moins encore se livrer à un exercice tant soit peu violent; il vaut mieux rester assis et se livrer à une conversation qui n'occupe pas trop l'esprit.

Si l'on doit absolument faire une longue course après le repas, il faut la faire en voiture; excepté le léger balottement qu'on éprouve, on est aussi commodément, pour faire une bonne digestion, qu'au repos dans un fauteuil. Si l'on est obligé de monter à cheval, il faut aller le pas et jamais le trot; le galop vaudrait mieux. Enfin, si l'on sort à pied, il faut marcher posément et lentement.

Comme il n'y a rien d'absolu dans tout ce qui se rapporte à l'homme, nous devons dire qu'il y a des exceptions à cette règle : toute personne qui se sent disposée au sommeil après le repas, fait bien de ne point s'abandonner à ce besoin, qui annonce que l'estomac est irrité ou surchargé; il n'est permis de se livrer au sommeil, après avoir mangé, qu'à ces constitutions grossières ou peu sensibles, peu différentes de la nature animale. Toute personne dont le cerveau est irritable ou disposé à l'apoplexie, fera bien de prendre un exercice modéré, tel qu'une courte promenade à pas lents après le repas.

DU TABAC.

Des personnes adonnées à l'habitude de prendre du tabac, disent que le médecin le leur a ordonné pour des céphalalgies, des migraines. En effet, on conseille le tabac avec une légèreté impardonnable, et l'on fait naître de bonne heure un goût qui, peut-être, ne serait jamais venu. Réduit en poudre et pris par le nez, le tabac n'a aucune vertu curative : loin de soulager les migraines, il ne peut que les rendre plus douloureuses et plus longues par l'ébranlement que causent les éternuemens qu'il provoque chez ceux qui n'y sont pas habitués. Dans les commencemens, il occasione l'excrétion du mucus qui séjourne dans les narines, mais à la longue il ne produit plus aucun effet.

Par suite d'un usage immodéré du tabac, l'odorat se perd, la membrane pituitaire se racornit; il faut en augmenter la dose ou en chercher de plus fort, pour obtenir ce picottement qui le fait rechercher. La mémoire d'un homme qui abuse de cette poudre malfaisante diminue et finit par s'éteindre, son imagination se refroidit, ses facultés intellectuelles s'engourdissent : il s'expose à l'apoplexie. Les femmes ne s'imaginent pas combien d'agrémens elles s'enlèvent en prenant du tabac, combien elles se rident et se vieillissent prématurément : leur nez grossit, se couvre de boutons, la lèvre supérieure se gonfle, et, malgré la plus grande propreté, elles exhalent une odeur qui répugne et repousse.

Je le répète, le tabac en poudre, pris par le nez, ne guérit d'aucun mal, et ne doit être conseillé à personne, parce qu'il ne procure jamais le moindre effet salutaire. Comme le tabac exerce sur nos organes une impression vive et forte qu'on renouvelle à volonté, et qui nous enlève à l'ennui dans lequel on tombe quand on ne sent plus rien, on devrait le permettre tout au plus aux vieillards, qui trouvent dans cette jouissance une bien légère compensation de celles qu'ils ont perdues, mais qui, pourtant, en est une encore.

Nul doute que des intérêts commerciaux, dont les médecins ont été complices, n'aient contribué à répandre le goût du tabac ; c'est ainsi que, chez les Hollandais, Bontekoé fit un livre pour recommander le thé dans toutes les maladies, contribuant ainsi à la prospérité de son pays éminemment mercantile.

DU FROID ET DE LA CHALEUR.

On croit avoir tout fait pour les enfans quand on les a vêtus légèrement pendant l'hiver, afin de les aguerrir contre la froidure. Lorsqu'on les voit jouer dans la neige, courir sur la glace, et ne jamais approcher du feu, on s'applaudit, et l'on pense leur avoir donné de bonnes habitudes, leur avoir fait un bon tempérament.

Il y a là quelque chose de vrai; mais est-ce seulement contre le froid qu'il faut aguerrir les enfans? L'hiver est-il le seul ennemi qui nous menace et que nous devions être prêts à combattre? La chaleur n'est-elle pas aussi fatigante, aussi pénible à supporter, et l'été n'a-t-il pas des traits aussi perçans et aussi sûrs?

Si l'on veut rendre les enfans à peu près insensibles aux variations des saisons, il faut les accoutumer aux feux de la canicule, tout aussi bien qu'aux glaces de janvier; il faut les envoyer courir au soleil, comme on les envoye jouer dans la neige. Que l'on ne craigne point pour eux des dangers imminens: dans nos climats salubres, les chaleurs ne sont point malfaisantes, et pourvu que l'on veille à ce que les enfans, échauffés par la marche ou les jeux, ne passent pas subitement à l'ombre ou dans tout autre lieu d'une température très inférieure, pourvu qu'ils ne boivent pas, dans le moment où ils sont en sueur, une eau trop fraîche, ils ne courent aucun danger.

DE LA CANICULE.

Beaucoup de personnes éprouvent de la répugnance à se baigner pendant la canicule, et prétendent que les bains sont dangereux durant cette partie de l'été. Cette erreur les prive d'un exercice plus salutaire pendant les grandes chaleurs que dans tout autre temps. Il faut seulement prendre quelques précautions. Ainsi, on se baignera le soir, ou mieux encore le matin, et non à l'heure du jour où la chaleur est la plus forte. Si, pourtant, l'on se met à l'eau pendant que le soleil est dans toute sa force, il faut se mouiller sans cesse la tête, ou la couvrir d'un mouchoir mouillé quand on n'a pas de cheveux. Il serait imprudent de s'exposer au soleil en sortant de l'eau, il faut, autant que possible, en sortir à l'ombre. On reviendra du bain, non avec rapidité, mais à petits pas, pour ne point provoquer une transpiration abondante, qui causerait un affaiblissement considérable; et il est bon de se mettre au lit dès qu'on est arrivé chez soi.

DU SANG MENSTRUEL.

Une erreur très répandue, surtout en province, est que le sang que perdent les femmes pendant leurs écoulemens mensuels, possède les qualités les plus malfaisantes : ce sang est doué, dit-on, de qualités occultes et mystérieuses : il empêche la fermentation panaire et spiritueuse, corrompt les viandes, fait troubler certaines liqueurs, tue les jeunes pigeons dans la coque de l'œuf qui les renferme, etc.

Ces prétendues qualités malfaisantes d'un fluide pur, quand le sujet qui le perd est en bonne santé, sont tout-à-fait imaginaires, et c'est mal à propos qu'on les redoute. S'il est des femmes qui, en certains momens, exhalent une odeur désagréable, cela provient de ce qu'elles sont malades, ou ne se tiennent pas dans l'état de propreté que leur situation exige. Les émanations qu'elles exhalent peuvent bien, alors, offenser l'odorat et causer des nausées, mais elles n'ont, même en ce cas, aucune mauvaise influence sur le pain, les viandes, les liqueurs et les *pigeons!* A plus forte raison, les femmes jeunes et en bonne santé, ne sont-elles, en aucun moment, redoutables, sinon pour le cœur de ceux qui les écoutent et les regardent quand elles sont spirituelles et jolies.

DES ENVIES DANS LA GROSSESSE.

Une foule de personnes prétendent qu'une femme enceinte, agitée par une affection vive et subite, ou travaillée du désir violent de posséder une chose qu'elle ne peut obtenir, venant à porter la main sur une partie de son corps, imprime sur son enfant, à la place qu'elle a touchée sur elle-même, la représentation de l'objet qui l'a émue ou qu'elle a vainement désiré. En vain des hommes éclairés cherchent à détruire cette croyance qui ne repose sur rien de vrai : pour certains esprits, l'erreur a plus de charme que la vérité; aux raisonnemens qu'on leur fait, ils opposent imperturbablement des exemples qu'ils assurent avoir vus, accumulent de prétendues preuves en faveur d'un fait sur la réalité duquel l'observation prononce négativement.

Les taches que les enfans apportent en naissant affectent toutes sortes de formes et de couleurs, ressemblent à tout, si l'on en croit l'imagination, quoi qu'elles ne ressemblent véritablement à rien. Elles sont circulaires, obrondes, d'une petite ou d'une grande étendue, quelquefois irrégulières et diffuses. Leur couleur, tantôt livide, rouge, bleue, violette, d'autres fois brune, jaune ou mélangée de ces diverses teintes : on n'en voit jamais de verte. Les taches rouges viennent, dit-on, de l'effroi que la femme a éprouvé en voyant une plaie, du sang ou un incendie; les brunes sont attribuées à du café répandu, ou à un désir non satisfait d'user de cette boisson; la teinte livide a pour cause le désir du vin, et la jaune l'envie de boire de la bière ou du cidre, selon le pays qu'on habite.

L'imagination trouve dans la forme de ces taches, une ressemblance avec cent objets différens, que la mère se souvient toujours d'avoir désirés. On y voit des cerises, des mûres, des framboises, des groseilles, des grenades, des figues, des poires, des pommes, des betteraves; quelquefois des animaux entiers, tels qu'une huitre, un poisson, une grenouille, une vipère, une araignée, une chenille, un lièvre; d'autres fois, seulement des parties d'animaux, comme une crête de coq, une tête ou une queue de rat, enfin un jambonneau. Ainsi, une jeune demoiselle avait sur le sommet de la tête, une plaque large comme un écu, hérissée de poils roides et droits comme ceux du sanglier.

Les animaux que l'on voit ainsi sur le corps ne se meuvent point, mais les plantes ne manquent jamais de passer, tous les ans, par toutes les périodes de la vie végétative. Une femme, qui avait une prétendue fraise sur la poitrine, affirmait que ce fruit, pâle et blanchâtre au printemps, rougissait et murissait en été, pour se flétrir et devenir noirâtre à l'entrée de l'hiver.

L'influence de l'imagination des mères sur les enfans est tellement séduisante pour les personnes qui n'ont point observé la nature, que de beaux génies, payant tribut à la faiblesse humaine, l'ont reconnue et proclamée comme une vérité. Mallebranche conseillait très sérieusement aux femmes grosses de son temps, de se chatouiller la partie de leur corps la moins exposée aux regards, quand elles étaient tourmentées par quelque désir qu'elles ne pouvaient satisfaire, afin d'appeler les esprits animaux dans cette partie, que la décence ordonne de toujours cacher, et d'y faire naître les ressemblances qui auraient pu s'imprimer sur des parties ordinairement à découvert.

Ces taches n'ont, avec les objets naturels auxquels on les compare, qu'une ressemblance imaginaire : c'est ainsi qu'on appela un jour le célèbre Haller, pour voir une dame qui, disait-on, portait sur le visage la figure d'un oiseau; mais ce grand physiologiste ne vit qu'une tache livide et difforme. Une fille qui, soi-disant, portait sur le sein, une rose épanouie, fleurissant, selon la rumeur publique, à chaque printemps, n'offrit qu'une tache rouge, résultat d'une altération du tissu vasculaire de la peau.

L'imagination prévenue voit tout ce qu'elle suppose. Si ces ressemblances avaient quelque chose de réel, et si elles étaient le produit de l'imagination de la femme grosse, il n'est pas un de nous qui ne portât sur quelque partie de son corps, un animal, un végétal, ou tout autre objet. Il n'est pas une femme qui, pendant les neuf mois d'une grossesse, n'ait eu quelque fantaisie bizarre qu'elle n'ait pu satisfaire, ou n'ait éprouvé quelque émotion profonde. On en trouve beaucoup que leur état porte vivement à l'amour, et qui ont, vers le troisième ou quatrième mois de leur grossesse, l'imagination constamment assaillie de pensées libidineuses. Si elles avaient le pouvoir d'imprimer sur le corps de leurs enfans l'image de l'objet qui excite leur curiosité, on verrait dans presque tous de singulières ressemblances.

Il est certain qu'il se trouve des femmes dont la grossesse a été tourmentée par les goûts les plus bizarres et les appétits les plus extravagans, et qui donnent naissance à des enfans dont la peau n'offre pas une seule tache; mais quand un nouveau-né apporte une marque où l'on prétend trouver de la ressemblance avec quelque objet, la mère, pour l'honneur du préjugé, bien qu'elle n'ait jamais éprouvé de désirs analogues, ni ressenti d'émotions, se rappelle sur-le-champ telle circonstance qui, pendant sa grossesse, l'a vivement affectée, ou telle fantaisie qui n'a pas été satisfaite; le mari de se plaindre et de gronder affectueusement sa femme, qu'il n'eût pas manqué de contenter coûte qui coûte. Par ce petit manége, on dispose à l'avance un époux à accueillir favorablement la première demande qu'on lui fera, et à l'occasion de laquelle on feindra, s'il le faut, une grossesse, du moins pour le temps nécessaire au succès de cette petite manœuvre.

Des philosophes, parmi lesquels on doit compter le marquis d'Argens, ont admis que l'imagination d'une mère exerce sur son enfant une influence très puissante, mais seulement morale, et peut communiquer à un être faible des passions, mais non des difformités, et que les émotions les plus vives, les contrariétés les plus chagrinantes, ne peuvent altérer l'organisation d'un être matériel, distinct de la mère qui les éprouve. Ils ont ajouté que l'imagination, qui n'est qu'une faculté, ne peut agir sur un corps composé de parties. En conséquence, ils ont attribué les prétendus phénomènes dont ils reconnaissaient l'existence, à des aberrations de la nature, qui a implanté un végétal sur un animal, ou transporté un animal sur un autre. Mais l'influence de l'imagination d'une femme est physique aussi bien que morale : si elle communique à son germe les passions qui l'ont agitée pendant sa grossesse, elle peut aussi, quand elle éprouve des chagrins violens et continus, altérer la vigueur de sa constitution, par les dérangemens qu'elle-même éprouve dans sa santé. Ici, l'imagination n'a qu'un effet indirect, et n'agit qu'à l'aide d'un agent secondaire, le corps de la mère. Mais, quelque puissante que soit l'imagination d'une femme, elle ne parviendra pas à changer de place un fétu de paille, à plus forte raison elle ne parviendra jamais à transporter sur le corps d'un enfant, distinct et séparé d'elle, quoiqu'elle en soit dépositaire, des fleurs, des fruits, des animaux, si l'on veut que les taches de la peau soient quelque chose de tout cela.

Mais j'ai déjà dit que les signes que les enfans apportent en naissant, ne sont ni des fleurs, ni des fruits, ni des animaux; ils n'ont, avec les objets auxquels on les compare, que la ressemblance que l'imagination leur prête. Ainsi, les prétendues aberrations de la nature, dont il est parlé plus haut, sont des aberrations de l'esprit de ceux qui les ont rêvées.

Il y a plus : il arrive quelquefois que des adultes, parfaitement guéris de maladies cutanées, gardent, tout le reste de la vie, des taches qui leur sont venues pendant la maladie ou après le traitement. A la suite d'une maladie de la peau, bien traitée et bien guérie, on a vu survenir, au-dessus de l'épaule gauche, une tache noirâtre, allongée, qui ne causait aucune douleur, et qui, après quelques mois, était couverte d'un poil blond assez touffu, ressemblant à une souris aussi parfaitement que cela se pouvait : à quoi l'attribuera-t-on? Est-ce à l'imagination de la mère du malade, qui était morte depuis trente ans?

Les taches que l'on apporte en naissant, sont le résultat d'une altération dans le tissu de la peau du fœtus, par suite d'une maladie; quelquefois elles ont pour cause la maladresse des sages-femmes, qui ont blessé l'enfant en le recevant; quelquefois encore elles sont produites par des causes à nous tout-à-fait inconnues, mais qui ne sont ni les craintes, ni les désirs contrariés de la mère.

J'ai traité ce sujet un peu longuement, parce que l'erreur que je signale est grave et presque générale. Je n'espère pas la guérir, elle est trop vieille, et la moitié du genre humain est intéressée à ce qu'elle se perpétue. Quelques maris se rangeront du parti de la raison, mais les femmes, à qui j'enlève les moyens de faire accueillir et contenter les fantaisies qui leur surviennent pendant leurs grossesses, crieront anathème, et l'on sait de quel poids sont, en France, leur opinion et leur jugement.

DE L'ALLAITEMENT.

Le devoir d'allaiter ses enfans est celui que la nature impose le plus rigoureusement à une mère ; mais dire, comme le philosophe de Genève, que rien ne l'en peut dispenser, que dans aucun cas il ne peut être nuisible ou dangereux, que « l'en- » fant ne peut avoir de nouveau mal à craindre » du sang dont il est né », c'est avancer un paradoxe facile à détruire.

Si nous restions physiquement et moralement toujours les mêmes; si par une transmutation continuelle dans nos molécules constitutives, nos organes ne subissaient point, au bout d'une certaine période de temps, un renouvellement total, si notre être matériel ne changeait pas sans cesse, l'allaitement maternel ne serait jamais préjudiciable à l'enfant. Mais si ces phénomènes font continuellement de nous un individu nouveau; si nous pouvons, dans nos alimens, dans l'air que nous respirons, par les occupations auxquelles nous sommes livrés, modifier encore bien plus rapidement notre être, et contracter le germe de maladies dangereuses, devons-nous, par respect pour un devoir sacré sans doute, transmettre à un enfant un mal plus ou moins redoutable, et par amour maternel compromettre sa santé ou abréger son existence.

La philosophie que la nature et l'expérience ne justifient pas n'est qu'une vaine spéculation. Pourra-t-on nier qu'une mère affectée de maladies scrofuleuses ou dartreuses porte préjudice à son enfant en l'allaitant? N'est-ce pas là le cas de le détacher de son sein et de le confier à une nourrice pleine de vigueur et de santé, dont le lait opérera la régénération du nouveau-né?

Une jeune mère, dont l'accroissement n'est point encore terminé, une femme atteinte de phthisie pulmonaire, compromettent leur vie et celle de leurs nourrissons, en voulant remplir elles-mêmes un devoir sacré, imposé par la nature, mais auquel la nature elle-même les rend impropres.

Dans les grandes villes, les femmes de la classe moyenne éprouvent beaucoup de difficultés pour allaiter leurs enfans. Un artisan, un marchand, fatigué par le travail du jour a besoin du repos de la nuit, pour recommencer le lendemain. Eveillé continuellement par les cris d'un enfant et même de plusieurs à la fois, il ne dort que d'un sommeil interrompu qui n'a rien de réparateur; son travail en souffre, et à la longue sa santé se trouve compromise. S'il prend une chambre à part, et se sépare de sa femme, il s'accoutume à vivre en étranger dans sa propre maison, et les liens du mariage se relâchent insensiblement. Tant que dure l'allaitement, il doit respecter sa femme et ne voir en elle qu'une sœur; s'il est porté vivement aux plaisirs de l'amour, et qu'une continence d'un an soit au-dessus de ses forces, il cherche au dehors les plaisirs nécessaires à sa santé, et qu'il ne trouve plus chez lui; il prend des habitudes de libertinage qu'il ne rompra peut-être jamais; et pour avoir suivi à la lettre l'impulsion de la nature et de la philosophie, une femme perd l'affection de son mari et compromet souvent le sort de sa maison.

Une jeune mère n'est pas d'ailleurs toujours propre à donner la première éducation à son enfant; elle tombera soit dans un excès soit dans un autre. Celle-ci voudra lui former une constitution robuste, elle le couvrira légèrement, le baignera à l'eau froide, et le fera périr par des moyens conseillés d'une manière banale et par conséquent fautive. Celle-là redoutant pour lui l'influence de la moindre variation de l'atmosphère, le surchargera de couvertures et de vêtemens, et sa tendresse alarmée le livrera désarmé à mille périls pour un âge plus reculé.

Paris et les grandes villes sont funestes aux enfans; nulle part on ne peut leur y faire respirer un air pur et bienfaisant : il faut les promener dans les rues, c'est-à-dire les exposer aux miasmes des ruisseaux, des égoûts, auxquels les adultes ne résistent que par la force de l'habitude; sur les boulevarts, des nuages de poussière dessèche leur bouche, l'estomac et les poumons : quelque part qu'on les porte, ils sont exposés à des inconvéniens et même à des dangers.

Au village, une nourrice fait pour son nourrisson ce qui lui est nécessaire, et rien de plus; elle ne connaît ni les raffinemens des femmes de la ville, ni les alarmes dont elles sont assaillies; elle donne son lait, maintient la propreté, et laisse à la nature le soin de développer l'être qu'elle a doué de la vie : elle demande par intérêt une foule de superfluités, mais elle se garde bien de les prodiguer à l'enfant, et elle fait son profit de ce qui lui serait nuisible.

L'air que l'on respire au village est beaucoup plus favorable aux nouveau-nés que l'atmosphère humide, épaisse et malsaine de nos cités. L'avantage qu'ont les enfans d'être toujours hors des habitations est incalculable : ils se font insensiblement à toutes les variations des saisons, et ils prennent, sans y penser, cette constitution robuste, qu'on cherche inutilement à leur donner à la ville.

Que les jeunes mères, empêchées par l'état de leur santé ou par leur position dans le monde d'allaiter elles-mêmes leurs enfans, n'hésitent pas à le confier à une nourrice; qu'elles ne se croient pas coupables parce qu'elles ne peuvent remplir un devoir rigoureusement imposé par la nature, comme je l'ai dit au commencement de cet article, mais dont il leur est aussi rigoureusement ordonné de se dispenser quand elles ne peuvent l'accomplir sans péril pour elles ou pour leur enfant. Si elles ne reçoivent pas les premières caresses du jeune fruit de leurs amours, leur cœur aura sans doute à gémir; mais qu'elles se consolent en songeant que si, pour se procurer cette douce satisfaction, elles se fussent opiniâtrées à remplir des devoirs auxquels elles n'étaient point propres, elles auraient eu peut-être à pleurer sur le tombeau de ces êtres chéris.

Tout ce qui vient d'être dit suppose que l'enfant tombe entre les mains d'une nourrice qui fasse son devoir, et ce n'est que par la puissance de l'argent qu'on l'y détermine; n'attendez que des soins intéressés d'une nourrice mercenaire; mais si vous payez largement, si vous promettez une ample récompense pour le cas où l'enfant vienne à bien, vous parviendrez à créer chez ces femmes avides une sorte de sensibilité d'une singulière espèce, mais qui a cet heureux résultat qu'elles ne négligent rien de ce qui peut être utile à l'enfant. Exercez en outre une surveillance active, car l'intérêt du moment l'emporte souvent sur celui de l'avenir, chez une intelligence bornée.

DES LAITS RÉPANDUS.

Si une jeune femme qui n'allaite pas, si une autre après avoir rempli ce devoir éprouvent après l'accouchement ou le sevrage quelques malaises, quelques douleurs, on ne manque pas de dire que leur lait n'est pas bien *passé*, qu'il parcourt le corps, et se portera tantôt sur une partie, tantôt sur une autre, jusqu'à ce qu'on l'évacue. Des médecins accréditent cette erreur et prétendent, comme le vulgaire, qu'un *lait répandu* donne naissance à mille incommodités, engendre des dartres dites *laiteuses*, cause des rhumatismes, occasione des douleurs errantes. Un lait répandu ne pardonne jamais, dit-on : on voit des femmes en souffrir quarante et cinquante ans après leurs couches; quand on en est attaqué dans la jeunesse, un nouvel accouchement peut rétablir les choses; mais si l'on n'a plus d'enfant, il faut traîner ce mal toute la vie.

Voilà bien des effets attribués à une cause qui n'existe pas : les laits répandus sont des chimères. La sécrétion du lait, qui n'est pas ou n'est plus provoquée par la succion, s'arrête d'elle-même, et souvent sans qu'il soit nécessaire de donner aucun médicament. Les fluides destinés à la formation du lait se dissipent par les excrétions ordinaires, et la nature finit par en tarir elle-même la source.

L'écoulement qui a lieu chez les femmes nouvellement accouchées, ne se compose pas de lait tout formé, qui, au lieu de se porter au sein, s'en irait par une autre voie : il ne renferme que les matériaux qui eussent servi à la sécrétion du lait, et qui se trouvent inutiles du moment que les vues de la nature ne sont point remplies.

Le lait ne se répand jamais à l'intérieur; si cela était, il serait bientôt confondu avec la masse des fluides, et expulsé comme eux par les voies excrétoires. Les dartres, les rhumatismes, etc., dont on accuse le lait répandu, doivent être attribués aux mêmes causes qui les déterminent chez les hommes aussi bien que chez les femmes.

DE LA DENTITION.

On est dans l'usage d'attribuer à la dentition toutes les maladies qui surviennent pendant ou peu après cette époque de la vie. Nulle doute que le travail d'excitation, qui se manifeste chez beaucoup d'enfans durant la pousse des dents, ne soit trop actif et ne finisse par constituer assez souvent un état maladif, parfois même une maladie grave; mais cette excitation, cette direction trop énergique, qui, de l'appareil digestif, retentit ordinairement vers le cerveau, et donne fréquemment lieu à des convulsions, par exemple, ne dépend pas de la dentition en elle-même. Chez tout enfant bien constitué, nourri selon son âge, et préservé par des soins éclairés de toute cause morbifique, la dentition s'accomplit sans orages; elle n'est accompagné de maladies que chez les enfans prédisposés à souffrir par une constitution trop forte ou faible, chez les enfans trop ou mal nourris, et surtout brûlés par des médicamens âcres, ou par des boissons spiritueuses qui sont pour eux de véritables poisons.

DE LA COIFFURE DES ENFANS.

A Paris, plus particulièrement encore qu'en province, on a la coutume de couvrir la tête des enfans, même dans les plus grandes chaleurs de l'été, et de la tenir par là dans un état continuel de transpiration forcée. On concentre ainsi sur un même point des émanations qui auraient besoin de se dissiper, et l'on occasione des migraines, des saignemens de nez, etc. Les filles sont plus particulièrement l'objet de ces soins dangereux, parce que, selon le peuple, leur boîte osseuse est plus tendre, et qu'elles ont sur le sommet de la tête un trou appelé *la fontaine*, qui se ferme plus tard chez elles que chez les garçons.

Délivrez vos enfans d'un inutile et dangereux fardeau. Si les filles ont la boite osseuse plus molle, l'air la fortifiera et lui donnera de la solidité, au lieu que la chaleur, continuellement entretenue par un bonnet, la maintient dans un état de mollesse; mais d'ailleurs, cette mollesse de la tête des filles et cette fontaine sont des erreurs qui ne sont fondées que sur l'ignorance.

Il est très bien que les enfans aillent constamment la tête nue pendant le jour, et ne soient coiffés la nuit que d'un léger serre-tête de toile ou de tissu de coton. Ils seront préservés des corysas, des rhumes, et autres maladies inflammatoires qui ne manquent pas de les assaillir, quand ils quittent par hasard leurs pesantes coiffures. Je puis parler ici d'après ma propre expérience: jusqu'à l'âge de quinze ans, je n'ai porté ni chapeau le jour, ni bonnet la nuit. En jouant dans les cours du collége, pendant les courtes récréations d'hiver, il m'est arrivé, dans l'ardeur du plaisir, de laisser accumuler la neige sur ma tête, sans en être incommodé le moins du monde. Il est résulté de cette pratique, dont je ne conseillerai pas pourtant à tout le monde de faire usage, que je n'ai jamais ressenti une seule douleur de dents, qu'un rhume ne me dure jamais plus de trois jours, et que je n'ai été sujet aux saignemens de nez que de seize à dix-sept ans, parce qu'habitant alors Paris, et étant devenu jeune homme, je ne pouvais plus sortir ayant la tête nue.

Quand la tête des enfans est le siége d'une sécrétion abondante, il est bien de leur tenir la tête couverte pendant la nuit et la saison froide, pour éviter la répercussion des humeurs dont se fait l'évacuation; mais pendant l'été il faut absolument qu'ils aillent nu-tête, la chaleur suffit pour provoquer l'exsudation, et le grand air chasse les émanations qui s'échappent des croûtes, émanations si fétides, qu'elles incommodent souvent la mère au moment où elle décoiffe son enfant pour lui nettoyer la tête.

DES RÉPUGNANCES DES ENFANS.

Il n'est guère d'enfans qui ne témoignent de la répugnance et même du dégoût pour quelques-unes des substances alimentaires dont nous faisons usage : leurs parens les font jeûner, et lorsqu'ils sont pressés par la faim, leur présentent l'aliment objet de leur aversion, et en viennent quelquefois à des châtimens corporels pour les obliger à se vaincre.

Il y a ignorance et barbarie dans cette conduite. La nature a créé des sympathies et des antipathies, dont nous ne connaissons ni la cause ni le but, et que nous pouvons combattre, mais que nous ne sommes pas toujours sûrs de vaincre. Ainsi, quand un enfant refuse avec dégoût un aliment, c'est que son organisation intérieure, dont nous ignorons les secrets, n'est pas disposée à le recevoir, n'est pas propre à le digérer.

Les seuls alimens qui produisent un chyle bienfaisant, sont ceux que nous mangeons avec plaisir; ceux qui nous répugnent et que nous prenons malgré nous, au lieu de réparer les forces ne peuvent que jeter du trouble et du désordre dans notre économie. Quand ils ne sont pas rejetés par des vomissemens subits, ils se digèrent mal, causent des diarrhées, des dysenteries, et quelquefois des maladies dangereuses. D'ailleurs, les violences injustes exercées sur un enfant le conduisent à prendre en haine une chose à laquelle il eût pu s'habituer dans la suite; il la regarde en quelque sorte comme l'auteur des tourmens qu'il a éprouvés, et s'en éloigne plus que jamais.

Quand un enfant manifeste à plusieurs reprises une répugnance bien prononcée pour un aliment quelconque, il faut le laisser tranquille et ne plus lui en offrir. Ses parens, en témoignant le plaisir qu'ils se procurent lorsqu'ils en mangent, contribueront à lui en faire naître le goût, mieux qu'ils ne le feraient par des menaces ou des coups ; peu à peu l'enfant s'accoutume à le voir, à en respirer l'odeur sans dégoût. Plus tard, il sera peut-être curieux d'y goûter : ici, comme en tant d'autres choses, douceur fait plus que violence. L'âge amène d'ailleurs des changemens qui rendent facile ce qu'on n'aurait pu faire auparavant. Lors même que ces répugnances resteraient insurmontables, la nature nous a accordé des substances alimentaires avec une telle prodigalité, que la santé ne peut guère en souffrir, si ce n'est momentanément.

Je suis un exemple vivant du succès qu'obtiennent les parens qui veulent forcer leurs enfans à se nourrir d'alimens pour lesquels ils ont de la répugnance. Orphelin dès ma naissance, et élevé chez mon aïeul maternel, je manifestai de bonne heure une répugnance prononcée pour les poireaux. Ma grand'mère, femme fort sévère, qui croyait de la plus impérieuse nécessité de m'accoutumer à manger de tout, me soumit à des jeûnes, des pénitences, des châtimens, et me rendit le plus malheureux des enfans jusqu'à ma douzième année. Elle mourut ; alors mon aïeul, homme simple et bon, me laissa maître de manger ou non des poireaux. Je voulus me vaincre ; mais la répugnance s'était changée en un dégoût si prononcé et si irrémédiable, qu'aujourd'hui la vue seule d'un poireau me cause de la répugnance, son odeur me soulève le cœur, et s'il m'arrivait d'en manger la moindre portion, il s'opérerait en moi une révolution si violente, que je rejetterais par des vomissemens convulsifs tout ce que je pourrais avoir dans l'estomac.

DES BAINS FROIDS DANS L'ENFANCE.

Les Spartiates plongeaient les enfans nouveau-nés dans les eaux glacées de l'Eurotas. Des voyageurs racontent que des peuples du Nord, policés ou sauvages, lavent leurs enfans, aussitôt qu'ils viennent au monde, avec de la neige ou de l'eau très froide. Bon nombre de pères et mères de nos contrées, dans l'espoir de donner à leurs enfans une constitution robuste, les plongent ou les baignent tous les jours dans l'eau froide, sans s'inquiéter de la différence de la constitution et du climat. Ceux qui se livrent à cette pratique, et qui, par une tendresse mal éclairée, s'exposent à perdre tous les jours les fruits d'une tendre union, ont pour eux l'autorité de J.-J. Rousseau, qui conseille de baigner le nouveau-né dans l'eau froide; mais ce précepte dangereux n'est pas l'unique erreur échappée à ce beau génie, trop souvent inspiré par l'esprit de paradoxe.

Dans les climats glacés du Nord, où la fibre

est plus solide, la sensibilité plus obtuse, un bain glacé ne porte point préjudice à la santé d'enfans nés de parens robustes, accoutumés à supporter eux-mêmes des froids excessifs; mais dans nos pays tempérés, où le tissu de la peau est plus délicat, la sensibilité plus vive, les coutumes adoptées sous les latitudes australes ne conviennent point à nos tempéramens. Laissons les peuples du Nord vivre à leur manière, et vivons à la nôtre.

Les moyens de stimuler et de corroborer le système doivent être proportionnés au degré de force vitale de l'individu. Le bain froid appartient à la classe des remèdes héroïques. Il est certain qu'il cause une commotion brusque, violente, et capable d'ébranler et compromettre, avec la rapidité de l'éclair, toute l'organisation matérielle d'un enfant.

Un corps très jeune et délicat, plongé sans précaution dans un liquide très froid, éprouve sur-le-champ un malaise général et un bouleversement dangereux; la transpiration insensible est subitement arrêtée, la surface du corps se crispe et se contracte; les fluides, repoussés vers les parties internes, sont inégalement distribués, et demeurent dans un état de stagnation partielle ou locale, ou, ce qui est pis encore, se portent avec violence et s'accumulent vers la tête. Il est possible que la fibre acquière un peu de fermeté; mais cet avantage, que la nature procurera d'elle-même à mesure que le corps prendra de la consistance et de l'accroissement, n'est pas assez grand pour balancer les inconvéniens et les périls que je viens de signaler.

On m'a parlé d'une dame de province qui, restée veuve avec deux fils, voulant les aguerrir contre toutes les intempéries des saisons, les baignait tous les jours à l'eau froide, ne leur donnait pour vêtement, pendant les mois les plus rigoureux, qu'une simple chemise un peu longue, puis les envoyaient ainsi courir, jouer dans le jardin, et se rouler dans la neige. A la vérité, les enfans s'endurcirent contre le froid ; ils cassaient la glace qui couvrait en hiver la surface d'un bassin, et se plongeaient avec intrépidité dans l'eau. Ils acquirent ainsi une apparence de vigueur ; mais quand vint la puberté, l'un d'eux mourut de la phthisie, et l'autre fit une maladie à la suite de laquelle il resta contrefait. Je ne doute point que ce double malheur n'ait été le résultat des épreuves que leur mère avait imprudemment tentées sur eux.

Un bain, chauffé à un degré plus ou moins élevé suivant la constitution, est ce qui convient aux enfans : il produit une sensation de bien-être dont toute l'organisation éprouve les plus heureux effets. Pendant les ardeurs de l'été, au lieu de faire chauffer artificiellement le bain d'un enfant, il est mieux d'exposer l'eau qui doit le composer aux rayons du soleil, qui lui communique une chaleur agréable.

DE LA VACCINE.

L'INCONSTANCE, la légèreté, l'amour de la nouveauté, selon un grand nombre de moralistes, étaient les traits caractéristiques des Français d'autrefois; ils sont bien changés aujourd'hui. Où sont ces hommes *du bon vieux temps*, si prompts à accueillir et à propager les découvertes nouvelles? Qu'ils apparaissent, qu'ils reprochent à leurs descendans la ténacité avec laquelle certains d'entre eux s'attachent à des coutumes que leurs aïeux auraient vingt fois changées, et qu'ils nous aident à rendre universelle la pratique bienfaisante de la vaccine.

Une maladie qui décime ceux qu'elle atteint, qui laisse sur ceux qui survivent à sa violence des traces effrayantes de son passage, une maladie qui n'épargne ni le sexe ni l'âge, et à laquelle toute la race humaine doit tribut, est arrêtée dans son cours désastreux et meurtrier par une découverte qui a immortalisé son auteur, et dont près de trente ans d'expérience ont garanti partout l'efficacité, et, chose étonnante! il se trouve des hommes qui la repoussent avec une ignorante obstination, des mères qui ne veulent point en faire profiter leurs enfans, et qui préfèrent les voir mourir, estropier ou défigurer par la variole !

Quand l'inoculation fut introduite en France, de nombreux obstacles s'opposèrent à son admission. C'était le temps où, pour accueillir une découverte quelconque, il fallait que la Faculté de théologie examinât s'il n'y avait pas en elle de péché. L'inoculation fut donc soumise à des casuistes qui la proscrivirent, parce que c'était, selon eux, se révolter contre la divinité que de se soustraire à un fléau dont elle avait jugé à propos de nous frapper, et sous lequel nous devions nous courber avec humilité. Le parlement de Paris, moins scrupuleux il est vrai, mais plus dédaigneux peut-être, décida que l'inoculation devait être tolérée, et ne dit point qu'on lui dût accorder ni protection ni encouragement.

Dans cet état de choses, l'inoculation ne devait pas faire fortune en France ; elle avait contre elle la secte des dévots, les dédains du parlement ; et, malgré l'appui que ne cessèrent de lui porter les économistes et les philosophes, elle ne se propagea que lentement, et courait risque d'être abandonnée, lorsque, pour le bonheur de l'humanité, Jenner découvrit, ou plutôt étudia et propagea la vaccine.

Celle-ci ne fut point repoussée comme attentatoire aux droits de Dieu ; un parlement ne se borna pas à lui accorder une humiliante tolérance : les gouvernemens s'empressèrent d'aller au-devant d'elle et d'en répandre les bienfaits. Il y a dix-huit ans que Napoléon n'hésita pas à lui confier l'espoir de sa dynastie; Louis XVIII ne crut point compromettre le rejeton précieux que la Providence donnait à son auguste famille en le soumettant à une opération dont le raisonnement, appuyé sur l'expérience, lui garantissait l'excellence. Plusieurs millions de Français n'ont pas craint de faire profiter leurs enfans de la précieuse découverte de la vaccine; et pourtant on voit encore au dix-neuvième siècle, à Paris comme en province, des enfans nombreux mourir de la variole ou en être défigurés.

Les adversaires de la vaccine ne disent pas qu'elle est un péché; mais il n'est pas certain, selon eux, qu'elle préserve de la variole; et s'il faut les croire, des enfans qui avaient été vaccinés en ont été attaqués. D'abord il est avéré que la vaccine jouit complétement de la vertu préservative : si des individus qui avaient été vaccinés ont depuis été attaqués de la variole, c'est que l'opération n'a pas été bien faite ou que la prédisposition variolique existait en eux avec une telle abondance qu'une première éruption n'a pas été suffisante pour la détruire. Ces sujets-là seraient certainement morts si on avait laissé à la nature le soin d'expulser par la variole la cause léthifère qu'ils renfermaient en eux-mêmes. Au lieu d'une maladie meurtrière, ils n'en ont eu qu'une bénigne, innocente, et qui n'a laissé après elle aucune trace.

On prétend qu'en vaccinant un enfant on introduit dans son sein le germe de maladies qu'il n'aurait pas sans cela, et qui feront explosion tôt ou tard. C'est une grande erreur : non-seulement la vaccine n'introduit point de germes morbides dans l'économie animale, mais encore elle peut apporter de grands adoucissemens dans les maladies du système lymphatique, et en produire la guérison, au moyen du mouvement imprimé à tout le système par le travail vaccinal, mouvement qui le modifie au point de donner une action nouvelle aux solides affaiblis, et une impulsion salutaire aux fluides stagnans. Ainsi, dans les croûtes laiteuses, les affections scrofuleuses, les dartres, les ophthalmies séreuses, la chlorose et le rachitisme, la vaccine a produit d'heureux effets, et quelquefois amené la guérison. Il est même des médecins qui, pour dissiper les tumeurs scrofuleuses ou pour guérir les affections dartreuses, ou enfin pour s'opposer aux progrès du rachitisme, ont multiplié sur ces tumeurs, sur les surfaces dartreuses et le long de la colonne vertébrale, des piqûres faites avec des lancettes chargées de vaccin, et qui y ont développé trente à quarante boutons. Quelques-uns les ont converties en fonticules, dont ils ont entretenu la suppuration plus ou moins long-temps, et sont ainsi parvenus non-seulement à arrêter les progrès de ces maladies, mais à les guérir complétement.

Il ne faut pas cependant accorder à la vaccine des vertus curatives qu'elle ne possède pas : elle préserve de la variole, mais elle n'est point une panacée, un remède universel. L'ébranlement bienfaisant qu'elle procure peut être considéré comme une crise artificielle, dont le hasard nous a pour ainsi dire rendus maîtres, qui peut être amenée par d'autres moyens, et dont on peut retirer les plus grands avantages si l'on sait la provoquer avec prudence et discernement.

Que les pères qui tiennent à la vie de leurs fils, que les mères qui tiennent à la beauté de leurs filles, aussi précieuse selon elles que la vie même, n'aient plus d'hésitations et d'incertitudes. La vaccine a gagné son procès : le monde entier s'accorde à la regarder comme une des plus grandes puissances médicales. Des enfans vaccinés ont été, après un temps plus ou moins long, mis en contact avec des variolés, ont porté leurs vêtemens, partagé leur nourriture, leurs lits, et n'ont éprouvé aucun symptôme de l'effrayante contagion dont ces enfans étaient atteints : on a même inoculé la petite vérole à des sujets vaccinés, et l'opération n'a été suivie d'aucune éruption variolique, elle n'a pas même eu pour résultat une suppuration. La vaccine n'est accompagnée ou suivie d'aucune maladie qu'on lui puisse attribuer; celles qui surviennent pendant la vaccination ou après la guérison des pustules vaccinales, ont nécessairement une autre cause, et seraient servenues tôt ou tard.

La crainte que la vaccine ne laisse, dans le corps d'un enfant, un germe de maladie, est mal fondée; ce germe s'évaporerait par les différentes excrétions auxquelles est sujet le corps humain, et ne survivrait pas à la rénovation de tout le système solide ou humoral dont il se compose.

Les gouvernemens, dit le docteur Boisseau, n'ont pas assez fait pour la propagation de la vaccine : ils respectent volontiers la liberté individuelle dans tout ce qui ne porte pas ombrage à leur pouvoir. En Wurtemberg seulement, la vaccination a été rendue obligatoire par une loi. Ce n'est que par ce moyen qu'on obtiendra l'extinction de la variole.

Il est d'autant plus urgent que les lois appuient la vaccine de leur influence, qu'il est impossible qu'elle soutienne long-temps avec avantage le combat de plus en plus acharné que lui livrent les préjugés, d'autant plus qu'un grand nombre d'administrateurs attachent peu d'importance à une pratique qui n'a pour résultat que la conservation de la santé, de la vie et de la beauté.

Il est encore des médecins qui fortifient, au moins en secret, les préventions populaires contre la vaccine. Autant on ne peut raisonnablement blâmer les esprits sceptiques qui, lors de l'apparition de la vaccine, doutèrent de son pouvoir, et attendirent que des faits innombrables l'eussent attesté pour l'admettre, autant on doit juger sévèrement les esprits faux, incapables d'évaluer les degrés de certitude, qui s'obstinent à repousser une découverte si précieuse, après vingt-cinq ans d'observation et d'expérience. Certes, s'il y a quelque chose de prouvé dans la médecine, c'est la vaccine.

DU SCORBUT.

On attribue ordinairement le scorbut à l'usage des viandes salées et à l'air de la mer, que l'on croit chargé de parties salines : on prétend aussi que cette maladie est contagieuse.

Cependant, l'usage des viandes salées n'engendre point nécessairement le scorbut. Si les gens de mer qui en font usage, et qui, dans les voyages de long cours, n'en ont point d'autres, sont plus fréquemment attaqués de cette maladie, il faut attribuer cet accident aux travaux continuels, aux fatigues excessives, à l'humidité de l'atmosphère, aux autres alimens malsains et à l'eau gâtée. La prolongation de toutes ces causes est bien suffisante pour produire la maladie dont il est question et beaucoup d'autres. Les officiers, mieux vêtus, nourris d'alimens salés, mais en meilleur état de conservation, usant d'une petite quantité de vin, et moins fatigués que les gens de l'équipage, échappent souvent au scorbut, lorsque tous les matelots en sont attaqués.

Lorsqu'un équipage attaqué de scorbut peut aborder et prendre terre, les malades guérissent l'un après l'autre, et comme par enchantement. Il ne faut pas croire que le changement d'air contribue pour beaucoup à cette amélioration de santé; on ne peut guère l'attribuer qu'au repos dont jouissent les malades, aux alimens frais dont ils usent, et à l'eau pure dont ils s'abreuvent. Quant à l'air qu'ils respirent, c'est celui d'un rivage ou d'une terre peu éloignée de la mer, le même à peu près par conséquent qu'en pleine mer. En outre, cette maladie se développe à terre, dans les prisons, les hôpitaux, les camps, partout où l'air est vicié, les alimens malsains et insuffisans, et les fatigues continues et excessives.

Prétendre que le scorbut est contagieux et s'étend de proche en proche des hommes malades aux personnes en santé, est une erreur. Si l'on voit quelquefois tout l'équipage d'un navire attaqué de cette maladie, ce n'est pas que les hommes se l'aient communiquée les uns aux autres. Soumis au même régime, assujétis aux mêmes travaux, usant des mêmes alimens, enfin placés sous l'empire des mêmes causes, ils courent la même fortune et sont frappés par les mêmes maladies. Les tempéramens n'étant par les mêmes, si l'on prétend que certains sujets devraient résister à la maladie, et que s'ils en sont attaqués c'est qu'il y a réellement contagion, il faut répondre que, parmi tant d'hommes soumis au même régime, les différences individuelles sont peu marquées, et qu'au bout de quelques mois d'une vie commune, les tempéramens se rapprochent les uns des autres. Il n'est donc pas étonnant que les hommes soient par les mêmes causes attaqués de la même maladie, sans que pour cela il y ait contagion. Il est donc inutile, sur un navire, dans une prison ou un hôpital, de mettre à part les scorbutiques; car leur présence ne compromet en rien la santé de ceux que le mal a encore épargnés.

DES ÉCROUELLES.

Les malheureux enfans attaqués d'écrouelles sont séparés de leurs frères et sœurs : on les séquestre dans la crainte d'une contagion qui n'est point à redouter; s'ils sont d'âge à sentir leur position, ils tombent dans le chagrin, et le mal qui leur vaut une aussi cruelle proscription acquiert une telle intensité, qu'il devient tout-à-fait incurable.

Il y a de la cruauté à traiter en pestiféré un être déjà trop à plaindre d'une infirmité qu'il doit aux parens mêmes qui le repoussent; car la prédisposition aux écrouelles est presque toujours héréditaire. Son mal n'est point contagieux, et les enfans qui l'environnent, quelle que soit la répugnance que sa vue leur inspire, peuvent le fréquenter sans crainte comme sans danger.

Au lieu d'éloigner d'eux un enfant atteint de maladie scrofuleuse, les parens doivent au contraire le laisser rarement seul, dans la crainte que des réflexions habituelles sur son état ne le jettent dans la mélancolie et ne le conduisent à un affaiblissement dangereux. Des distractions continuelles, un air pur, des alimens de facile digestion, un exercice modéré, l'ameneront avec le temps à une heureuse guérison. A l'hôpital Saint-Louis, où l'on traite et l'on guérit tous les ans plusieurs centaines de scrofuleux, on ne suit pas d'autre régime. Cette méthode est de beaucoup préférable aux remèdes prétendus anti-scrofuleux tirés de la classe des spiritueux et des amers, qui ne produisent que des effets toujours douteux et souvent nuisibles.

DE LA TEIGNE.

Ce qui vient d'être dit des écrouelles s'applique également à la teigne. Elle n'est point contagieuse comme on le croit communément, et il n'est point nécessaire de séquestrer les enfans qui en sont affectés. Un jeune homme vivait avec une jeune fille de quinze ans qui avait la teigne, sans en éprouver la moindre atteinte. Dans les villages, des enfans teigneux couchent dans le même lit, se servent des mêmes vêtemens que leurs frères et sœurs, sans que ceux-ci s'en trouvent mal. Les teigneux admis à l'hôpital Saint-Louis changent de bonnets avec les autres malades, se servent de leurs peignes, sans que ceux-ci contractent la maladie; enfin, on a fréquemment, et de différentes manières, essayé d'inoculer la teigne, sans pouvoir y parvenir.

Il n'est pas toujours au pouvoir des médecins de guérir la teigne; il serait quelquefois dangereux de le faire. Une trop prompte guérison détermine quelquefois des ophthalmies, des engorgemens glandulaires et des toux opiniâtres, qui subsistent jusqu'au rétablissement de l'éruption supprimée. Pour que la guérison de cette maladie se fasse sans danger, il faut améliorer toutes les circonstances au milieu desquelles le sujet est placé.

DE L'ÉCHAUFFEMENT.

On entend tous les jours des personnes se plaindre qu'elles sont échauffées, qu'elles ont le sang brûlé, calciné, qu'elles ont le plus pressant besoin de rafraîchissemens, quoique d'ailleurs elles remplissent parfaitement toutes leurs fonctions et se portent en réalité à merveille.

La température habituelle de nos humeurs ne s'élève jamais d'une manière sensible. Si elle parvenait beaucoup au-delà du trente-deuxième degré, qui en est le terme ordinaire, les parties albumineuses se coaguleraient sur-le-champ, les fluides se solidifieraient et obstrueraient leurs propres vaisseaux : le mouvement de la vie serait subitement arrêté. Une température intérieure constante, uniforme, invariable et indépendante de celle des milieux où les vaisseaux se trouvent, forme un des caractères propres aux corps vivans, en état de maladie comme en état de santé. Lors même que le malade se sent consumé par une fièvre brûlante, le thermomètre ne s'élève chez lui que d'une quantité presqu'inappréciable : la chaleur extraordinaire qu'il éprouve est une erreur de la sensibilité devenue plus vive que dans l'état de santé, et qui ressent avec énergie les différences les plus légères.

Les gens du monde disent encore qu'ils sont échauffés quand ils sont constipés, et demandent qu'on les rafraîchisse en leur administrant des purgatifs. La vérité est que les personnes chez qui les évacuations alvines ne se font pas ne sont point nécessairement échauffées, et que celles chez qui elles s'opèrent avec fréquence et facilité ne sont point pour cela rafraîchies. Un homme atteint d'un flux dysentérique aigu, n'est certainement point trop rafraîchi, car, pour opérer sa guérison, il faut le rafraîchir à l'aide des émolliens et des délayans, qui calment l'irritation intestinale, diminuent la quantité et la fréquence des évacuations.

Il est des constipations qu'il faut traiter par des excitans : ce sont celles qui tiennent véritablement à la paresse des intestins; elles sont quelquefois aussi l'effet de leur paralysie : c'est ce qui a lieu chez les vieillards et chez les personnes dont les membres inférieurs ont perdu le mouvement.

La constipation, comme le dévoiement, comme une foule de maladies, peut tenir à des causes non-seulement diverses, mais encore opposées, elle exige donc des remèdes appropriés à ces causes, et qu'un homme de l'art seul peut connaître.

DE L'EMPOISONNEMENT.

Personne ne révoque en doute que le lait ne soit un sûr antidote contre toute sorte d'empoisonnement. Dans les maisons de drogueries, les hommes employés à broyer du vert-de-gris et d'autres substances vénéneuses, boivent des tasses de lait à chaque moment, et sont bien persuadés qu'ils neutralisent l'effet dangereux que pourraient produire sur leurs organes les émanations qu'ils absorbent involontairement par la respiration.

En voyant, dans les cas d'empoisonnement, le médecin administrer le lait avec abondance, le vulgaire n'a pu s'empêcher de le regarder comme un puissant contre-poison, et de lui attribuer les résultats obtenus par d'autres substances administrées au malade, et qui étaient passées inaperçues. Il est de fait que le lait n'est point un antidote, et n'est, dans les empoisonnemens, ni le moyen le plus prompt ni le moyen le plus sûr de guérir.

Dans les empoisonnemens, il faut, le plus tôt possible, provoquer le vomissement en gorgeant le malade de boissons aqueuses tiédes, quelconques, afin d'expulser la substance vénéneuse. Si, après une complète évacuation, le malade reste dans un état de stupeur ou de convulsion, il faut appeler de suite un médecin, car un médecin seul peut juger des moyens qu'il convient de mettre en usage. Le lait peut être administré en attendant, il ne nuit jamais, quoiqu'il ne soit guère plus efficace que toute autre boisson adoucissante.

DES POISONS LENTS.

Il est presque généralement reçu qu'il existe des poisons qui ne produisent leur effet qu'après un temps plus ou moins long; qu'un homme peut les porter en lui plusieurs mois, plusieurs années même, et qu'ils donnent la mort à jour fixe, et calculé d'avance comme l'échéance d'une lettre de change. C'est là une erreur ridicule : ces prétendus poisons lents sont de pures rêveries.

Toute substance delétère, introduite dans l'économie animale, opère rapidement ou est rejetée par les voies excrétoires : il est absurde de penser qu'elle peut y séjourner silencieusement et dans une espèce de sommeil, pour produire des effets désastreux au bout d'un certain terme.

Il est des substances dont l'action est moins prompte, et qui, administrées en quantité insuffisante pour donner subitement la mort, opèrent, dans leur passage, des lésions organiques qui peuvent avoir plus tard de funestes résultats ; mais leur effet est ressenti à l'instant même : un malaise, des douleurs plus ou moins vives, annoncent un changement d'état. Le sujet guérit ou succombe, mais après avoir éprouvé longuement les effets du poison.

DES EFFETS DU VERRE PILÉ.

Consultez les gens du peuple, et même un certain nombre de personnes appartenant à la classe où l'on s'attend à trouver quelques lumières, on vous dira de toute part que le verre pilé est un poison très redoutable, parce que les angles tranchans et les pointes acérées que portent ses fragmens, ulcèrent et déchirent les parties avec lesquelles ils sont mis en contact. Rien n'est plus erroné cependant que cette opinion, que les générations se transmettent l'une à l'autre depuis un grand nombre d'années. Je vais emprunter au savant professeur Richerand l'exemple qu'il cite et les raisonnemens avec lesquels il combat et détruit cette vieille erreur populaire. Il me serait impossible d'en faire de plus concluans, et d'ailleurs ils me fourniront une occasion de rendre hommage à l'un de nos chirurgiens les plus distingués. Voici comment il s'exprime :

« Une jeune femme d'une santé robuste, enceinte de huit mois, dîne en famille, se gorge d'alimens indigestes, et, contre son usage, prend du café avec de l'eau-de-vie, puis fait à pied un quart de lieue de chemin pour regagner son domicile. Neuf à dix heures après, elle est réveillée par des coliques atroces; elle se lève et s'habille; les douleurs deviennent plus violentes, des convulsions se déclarent et se succèdent d'heure en heure. Des officiers de santé administrent successivement et sans fruit les vomitifs, la saignée : l'un d'eux tente en vain l'accouchement avec les fers, pratique l'opération césarienne, et retire un enfant mort. La malheureuse mère expire avec tous les signes d'une congestion sanguine du côté du cerveau. La cause de la mort était évidente : tous les accidens dépendaient visiblement d'une indigestion. Les secours de l'art, imprudemment administrés, l'accouchement forcé avec les fers, l'opération césarienne que rien n'indiquait, avaient pu contribuer à l'issue funeste d'un accident mortel par lui-même. Des bruits d'empoisonnement se répandent. Quarante-cinq jours après la mort on exhume le cadavre : d'autres officiers de santé déclarent que la femme est morte empoisonnée, et que les intestins renferment une grande quantité de verre pilé réduit en poudre impalpable. L'époux désolé de cette malheureuse victime de l'ignorance est accusé par la rumeur publique, dirigée par des misérables, d'être l'auteur de l'empoisonnement. Il est arrêté et plongé dans les cachots, où il languit plusieurs mois : on le traduit par-devant les cours criminelles. Cependant les magistrats pensent que, dans un cas aussi grave, il convient de recourir aux véritables sources de l'instruction, et de consulter l'Ecole de Médecine de Paris, en lui demandant s'il existe des causes naturelles de la mort, ou bien si elle a eu lieu par empoisonnement; enfin si le verre pilé est un poison. « C'est une opinion » vulgaire et fort ancienne, » répondit le savant M. Chaussier, rapporteur de la commission nommée pour l'examen de ce point important de médecine légale, « que le diamant, le cristal de » roche, les pierres précieuses, le verre, et diverses autres substances analogues, sont les » poisons les plus actifs, parce que, dit-on, ces » substances étant d'une grande dureté, déchirent et percent le tissu des parties. Mais cette » opinion, ainsi que les raisons sur lesquelles on » l'appuie, sont des erreurs grossières que l'on » répète sur la foi des autres, mais qui sont dénuées de preuves, et ne peuvent séduire l'homme » qui sait penser. »

» Il est bien prouvé, par la raison et par l'expérience, que le verre en poudre très fine ou impalpable ne peut être aucunement nuisible; il pourrait, si l'estomac était vide, agacer les parties, mais lorsque ce viscère est rempli d'alimens, les fragmens de verre sont enveloppés par les substances alimentaires, par les mucosités que fournissent les surfaces irritées, et sont plus ou moins promptement entraînés et évacués sans accident; enfin, si les fragmens de verre introduits dans l'estomac ou dans les intestins avaient plusieurs lignes de longueur, ils pourraient s'engager dans les parois de ces organes; mais alors les accidens ne surviendraient que très lentement, seraient annoncés par une douleur piquante bornée à la partie, et n'exciteraient point le bouleversement général que l'on a observé dans la jeune femme que l'on croyait empoisonnée. Messieurs les commissaires de l'Ecole de Médecine ne se bornèrent pas à employer le raisonnement : ils citèrent à l'appui de leur opinion les autorités les plus nombreuses et les plus respectables; mais comme l'autorité n'est pas toujours la raison, et qu'il s'agissait de faire briller la vérité de toutes les lumières de l'évidence, pour arracher un innocent au supplice, ils firent avaler à plusieurs animaux, et prirent eux-mêmes des alimens mêlés avec une certaine quantité de verre réduit en poudre très fine, et n'en éprouvèrent aucun inconvénient. On se doute bien que le tribunal ne résista point à des preuves aussi convaincantes, et que l'accusé fut absous. »

En voilà assez pour prouver, contre le sentiment vulgaire, que le verre pilé n'est point un poison, et faire en même temps sentir que les erreurs les moins importantes au premier coup d'œil, peuvent influer non-seulement sur la santé et sur la vie, mais encore sur l'honneur, bien plus cher que la vie aux hommes réunis en société.

DES GALES RENTRÉES.

Des militaires, usés par les fatigues de la guerre et les privations qu'elle impose, éprouvent-ils quelques éruptions cutanées, ils ne manquent jamais de se rappeler qu'à telle époque, en tel endroit, ils ont couché dans des draps qui pouvaient avoir servi à des galeux et être infectés; ou bien ils se souviennent qu'ils ont eu, il y a vingt ans, la gale en Allemagne, en Russie, qu'ils n'ont pas pu se traiter convenablement, et ils en concluent que le germe de la maladie n'est pas détruit en eux, qu'ils sont affectés d'une gale rentrée qui fait effort pour sortir. Le charlatan de ville ou de village auquel ils se livrent, ne manque pas de les confirmer dans cette idée : il leur donne une eau dont l'emploi fait paraître de nombreux boutons sur la peau; c'est, dit-on, la gale qui fait éruption, et l'on soumet le prétendu malade à un traitement long, coûteux, et surtout parfaitement inutile, quand il n'est pas dangereux.

Lorsque la gale a duré très long-temps et couvert la majeure partie du corps, il est bon de soumettre le sujet à un régime adoucissant pendant quelques semaines, et de le purger après qu'on a fait disparaître cette éruption. Mais ces précautions ne doivent être prises que pour éviter les effets morbides qui peuvent suivre immédiatement toute cessation d'une maladie habituelle, et non pour prévenir de fâcheux résultats, qui ne se manifesteraient que plusieurs mois ou plusieurs années après. Ces rêveries sont des inventions du charlatanisme qui en vit, et de l'ignorance qui lui est presque toujours associée.

DES FANTAISIES DES MALADES.

Guidées par un zèle mal éclairé, par une affection indiscrète et souvent dangereuse, les personnes qui assistent un malade se croient obligées de satisfaire toutes ses fantaisies, sous prétexte qu'il est déjà assez à plaindre, et qu'il y aurait de l'inhumanité à joindre aux souffrances que lui fait le mal dont il languit, celles que lui ferait éprouver une contrariété dans ses désirs. A cette pitié mal entendue, se joint l'idée que rien de ce que demande un malade ne lui peut être nuisible, et que la nature, mère prévoyante et bonne, loin lui donner du goût pour des choses capables de porter le désordre dans son économie intérieure, ne lui inspire que le désir de ce qui est bon et même nécessaire à son état.

Ce raisonnement, faux dans tous les points, a causé souvent, par son application, les accidens les plus graves. Un médecin, qui avait laissé un malade dans un état satisfaisant, est tout étonné de le trouver le lendemain dans une situation alarmante; il s'étonne, il questionne la garde, les personnes environnantes, et apprend enfin que celui-ci a manifesté une fantaisie qu'on s'est empressé de satisfaire, et que cette funeste complaisance a rallumé le foyer d'un mal qui commençait à s'éteindre.

Les animaux, dans leurs maladies, sont beaucoup plus favorisés que nous : l'instinct les conduit vers l'objet qui doit leur donner soulagement et guérison. C'est ainsi que tous les jours le chien, qui n'est destiné, ni par son inclination, ni par la conformation de ses dents, à se nourrir de végétaux, cherche et mange les herbes qu'il sait être utiles pour guérir l'indisposition qu'il éprouve, ou détourner celle qu'il pressent; mais il s'en faut de beaucoup que l'homme ait le même talent instinctif de deviner ce qui convient à son état; et le supposer dans un malade est une erreur très grave et très dangereuse.

L'état de maladie jette non-seulement dans la

stupeur et l'abattement nos organes, mais affaiblit et altère considérablement nos facultés intellectuelles. La raison, asservie par la puissance du mal, n'est plus là pour coordonner, comparer nos idées, pour prononcer des jugemens sains. C'est le moment des appétits bizarres, des goûts extravagans et des fantaisies dangereuses; c'est le moment de veiller sur celui auquel nous donnons nos soins, comme sur un enfant sans raisonnement et sans expérience, et de combattre en lui toutes les erreurs de jugement qui ne manquent pas de l'assaillir.

Contrarier sans cesse les goûts d'une personne qui nous est chère, affliger par des refus un être déjà assez tourmenté par le mal qu'il souffre, exige à la vérité du courage. Ce courage, il faut pourtant le trouver en nous, si nous ne voulons avoir à nous reprocher un surcroit de maladie, et peut-être la perte de celui que nous avons mal à propos craint de contrarier.

DES PRESCRIPTIONS MÉDICALES.

Bon nombre de malades et de personnes qui les entourent, pensant que les médecins, comme les marchands, demandent toujours plus pour avoir moins, se permettent, très indiscrètement, sinon de réformer, du moins de modifier leurs ordonnances. Si ces contraventions n'ont pas lieu dans les prescriptions médicamentaires qui doivent être exécutées par les pharmaciens, elles sont très fréquentes dans les prescriptions diététiques, que doivent remplir les personnes auxquelles sont confiées le malade. Si le médecin, qui sait que l'estomac ne peut encore supporter des alimens plus substantiels, permet un bouillon coupé, on donnera un potage, qui cause une indigestion quelquefois mortelle; s'il permet une demi-heure de promenade tranquille, on fait une course plus ou moins rapide de quelques heures. De graves rechutes sont dues à ces irrégularités, que l'on se permet croyant jouer de bons tours au médecin.

Quand on a confié le soin de sa santé à un médecin, il faut avoir en lui une confiance entière, suivre ses prescriptions avec la plus ponctuelle exactitude. Autrement on l'expose à commettre lui-même de graves erreurs, dont les malades sont souvent les victimes, quand ils ne le sont pas de leur propre imprudence.

Si, dans les hôpitaux, il guérit, proportion gardée et eu égard à la gravité du mal, plus de malades que dans le monde, c'est que là le médecin règne en maître. Quand il a parlé, nul ne raisonne. Les infirmiers suivent ses prescriptions à la lettre, sans s'inquiéter des murmures que leur sévérité peut faire naître. Dans le monde, tout se passe différemment : chaque personne qui vient visiter un malade s'informe de ce que dit le médecin, de ce qu'il a ordonné. La prescription passe de main en main, on la commente, on la critique, on en retranche, on y ajoute; on prétend que dans une maladie semblable on a été guéri par des médicamens différens, etc. Bref, tout ce caquetage, quand il n'a pas pour résultat de réformer la prescription, a presque toujours pour effet d'atténuer la confiance indispensable au succès du traitement.

DES REMÈDES GÉNÉRAUX.

Si une personne indisposée ou malade, fait part de son état à quelques amis, il ne manque jamais de s'en trouver un, qui, en semblable situation a, d'après les conseils de son médecin, employé tel ou tel médicament et s'en est parfaitement trouvé. Le malade, dans l'intention d'économiser les visites du docteur, s'empresse de faire usage du moyen indiqué, et loin de s'en mieux trouver, reste dans le même état, ou voit son état empirer, et ce qui a guéri son ami lui est inutile ou dangereux. La raison de ce mécompte est facile à trouver.

Une maladie du même nom, n'est jamais identiquement la même dans deux sujets différens; elle se complique en raison de l'état de force ou d'affaiblissement des organes qui paraissent même les plus éloignés du siége du mal; elle se complique et change de nature en raison du tempérament, du genre de vie, des affections morales, de la position sociale, toutes choses qui ne se rencontrent jamais les mêmes dans deux individus; elle se complique et change de nature en raison du sexe et de l'âge. Pour qu'une maladie de même nom fût absolument la même dans deux sujets différens, pour que les médicamens qui ont guéri l'un amenassent la guérison de l'autre, il faudrait que les deux malades eussent été jetés dans le même moule, fussent parfaitement semblables pour l'âge, le sexe, le tempérament, la manière de vivre et la situation de l'esprit, ce qui ne peut avoir lieu.

Il n'y a donc rien d'étonnant, que les médicamens qui ont guéri un malade soient sans effet sur un autre, et même agravent sa position. Ils ont été ordonnés à telle période de la maladie, et après telles ou telles précautions préparatoires; ils ont été administrés à un tempérament bilieux, et ne conviennent pas à un tempérament sanguin; ici la maladie était simple, là elle est compliquée, etc.

Il faut bien se persuader qu'il n'existe point de

médicamens généraux qui conviennent dans telle maladie, et la guérissent infailliblement dans tous les sujets qui en sont attaqués. J'ai vu des malades guérir comme par enchantement de la fièvre tierce, en mangeant un citron tout entier, peau, pulpe et pépins, et d'autres les vouloir imiter et ne pas réussir. Pourquoi cela? C'est que les premiers avaient déjà, par des médicamens antérieurs, ébranlés la maladie, changé l'heure des accès, que le mal à moitié expulsé, n'a eu besoin que d'une secousse un peu forte pour disparaître tout-à-fait, et que les seconds, qui ont voulu l'attaquer au moment de son intensité et sans ébranlemens antérieurs, ont trouvé une résistance qui n'a pas eu lieu dans l'autre cas.

Laissons ceux pour qui elles ont été faites, employer les prescriptions médicales, souvenons-nous bien que ce qui convient à un tempérament ne convient pas à un autre, et qu'il n'y a que le charlatanisme le plus effronté qui puisse impudemment annoncer des remèdes qui guérissent la même maladie quel que soit l'âge, le sexe, etc., du sujet qui en est attaqué.

DES REMÈDES DE PRÉCAUTION.

DES personnes trop attentives aux moindres changemens qui s'opèrent en elles, se croyant menacées d'un mal dangereux, s'empressent de s'administrer des médicamens dont le moindre inconvénient est d'être inutiles et de ne remédier à rien. D'autres, dont la santé est parfaite, se croient obligées chaque année au printemps, quelquefois même à chaque lunaison, de prendre une purgation ou de se faire saigner, dans la vue, disent-elles, de prévenir une maladie qui leur viendrait sans cela, et de porter remède à un mal qu'elles redoutent quoiqu'elles n'en éprouvent aucun symptôme, mais dont, selon elles, le germe est près d'éclore.

Les médicamens, même les plus innocens et les plus doux, ont toujours pour résultat d'exciter un trouble intérieur. Utiles dans l'état de maladie quand on les administre à propos, ils sont souvent dangereux et toujours nuisibles quand on les prescrit sans nécessité. Que dans la crainte d'un mal imaginaire on aille exciter, jeter le désordre dans des organes dont toutes les fonctions se font avec régularité, c'est un véritable travers aussi dangereux que ridicule.

Un médicament pris à contre-temps, peut, par l'ébranlement qu'il occasione dans tout le système intérieur, donner naissance à des maladies graves, et faire éclater au lieu de les prévenir, des maladies encore éloignées.

Lorsque, par une purgation intempestive, un malade imaginaire a provoqué du trouble dans le tube intestinal, lorsqu'en irritant la surface de ce conduit il a obtenu une grande évacuation de matières, un *débordement* de bile, il s'applaudit de sa prudence, et en conclut que, s'il eût négligé cette précaution, la grande quantité d'humeurs dont il s'est délivré l'aurait infailliblement étouffé, ou du moins jeté dans un long ou dangereux état de maladie. Le charlatan, qui lui a vendu à un haut prix, sous le nom de *poudre* ou *élixir contre les glaires*, une substance résineuse qui irrite violemment, enflamme les membranes internes, et cause une perte de sang qui s'évacue avec les mucosités détachées des intestins, vante l'efficacité de son remède, qui fait à la fois l'office de purgatif et de saignée, et auquel aucun mal ne résiste! Ce remède souverain, par des répétitions trop fréquentes ou par sa violence, finit par ulcérer le tube digestif, et par produire des suppurations et des consomptions mortelles.

Chez un sujet vigoureux, une saignée faite sans nécessité peut tout au plus amener un affaiblissement momentané, qui se répare de suite; mais chez un vieilard épuisé et chez un sujet débile, elle produit un long affaiblissement dont on ne relève qu'avec peine.

Les purgations et les saignées dites de *précaution*, sont si peu d'une nécessité absolue, que tous les jours, au village, des hommes mal logés, mal nourris, mal vêtus, assujétis à des travaux pénibles et continuels, parviennent à une extrême vieillesse sans avoir jamais été ni purgés ni saignés. Dans les forêts du département du Jura, j'ai vu un vieillard de quatre-vingt-quatre ans, encore alerte et vigoureux, abattant un chêne presqu'aussi aisément qu'un homme de trente ans l'aurait pu faire, et qui jamais n'avait pris une seule médecine ni subi une seule saignée. La vie sédentaire que nous menons dans les villes, les travaux d'esprit auxquels nous nous livrons, les chagrins que nous éprouvons, et mille autres causes inconnues à la campagne, sont des causes puissantes de maladies; mais attendons pour les combattre que ces maladies se soient développées, ne les provoquons pas au moyen de précautions dangereuses, ou prenons conseil d'un médecin probe et éclairé.

Lorsque chez certains individus les digestions se dépravent, lorsqu'il y a constipation opiniâtre, que l'usage des alimens relâchans ne peuvent faire cesser, une purgation est utile et même nécessaire, pour débarrasser les entrailles d'une accumulation de matières incommodes. Lorsque l'élévation du pouls, la coloration du visage et quelques autres signes précurseurs annoncent une apoplexie imminente, il faut recourir à la saignée, dans la crainte que le liquide destiné à entretenir la vie n'afflue sur l'organe qui importe le plus à l'existence. La purgation et la saignée ne sont point, dans ces deux cas, de précaution, mais de nécessité; le sujet n'est point en santé, il est réellement déjà en état de maladie. Mais saigner et purger à époques fixes, est tout aussi déraisonnable que de ne se pas couper les ongles sans consulter l'almanach.

Indépendamment des inconvéniens qu'entraînent après elles des purgations et des saignées intempestives et souvent répétées, il en résulte encore que l'on contracte bientôt une fâcheuse habitude qu'il est dangereux d'interrompre. L'économie animale s'accoutume à des évacuations périodiques et régulières, et au travail nécessaire pour réparer les pertes qu'elles occasionent. Si ces évacuations sont interrompues, le travail de réparation, qui se continue même encore après que l'équilibre est rétabli, produit une surabondance de sang qui constitue une véritable disposition à toutes sortes de maladies.

DU VULNÉRAIRE.

Quand une personne du peuple fait une chute ou reçoit quelque contusion, elle se hâte, pour l'ordinaire, de boire une forte infusion du vulnéraire que vendent dans les rues des marchands habillés de rouge et portant moustache, et elle croit se mettre ainsi à l'abri de toute suite fâcheuse. Si quelqu'un, après s'être ou après avoir été frappé, néglige la tasse de vulnéraire et éprouve quelques malaises ou incommodités, on ne manque pas de les attribuer au mépris qu'il a fait du remède souverain.

Le nom de vulnéraire s'applique encore à toutes les plantes auxquelles on attribue la propriété de déterger les plaies, de les empêcher de suppurer et de les consolider. Le fait est qu'aucune plante ne jouit de cette vertu, et que de l'eau et de la charpie fine suffisent pour le pansement de ces accidens, quand il n'y a pas hémorrhagie.

Ce qu'on appelle *vulnéraire suisse*, et en allemand *falltrancks*, est un mélange de plantes réputées vulnéraires que l'on récolte sur les Alpes. Ces plantes croissent ordinairement sur les montagnes intérieures de la France : on récolte aussi des plantes analogues dont on forme un composé qui l'on appelle *vulnéraire d'Auvergne*, mais qui est moins recherché et moins estimé que le vulnéraire appelé aussi *thé suisse*.

L'infusion de ces diverses plantes de Suisse ou d'Auvergne, ne peut qu'irriter, provoquer la fièvre, et ne saurait prévenir les abcès ou dépôts contre lesquels on la prescrit.

Ceux qui en font usage restent dans une fausse sécurité qui peut leur devenir funeste. Le seul moyen à employer quand on a fait une chute ou reçu une contusion, est d'appeler à l'instant un médecin qui ordonnera une saignée s'il la juge nécessaire, et prescrira les médicamens convenables.

DES CAUTÈRES.

Beaucoup de personnes répugnent à se faire appliquer un cautère, même quand le médecin qui possède leur confiance l'ordonne impérieusement : elles craignent d'être obligées de le garder toute leur vie, et préfèrent un vésicatoire, qu'elles croyent pouvoir déplacer et supprimer quand elles le voudront. Cette idée est complétement erronée ; dès que la cause pour laquelle le cautère a été mis vient à cesser, on peut le supprimer; on le doit, quand après un certain temps il ne produit pas l'effet désiré.

Le vésicatoire irrite comme le cautère, il est plus douloureux et entraîne un plus grand écoulement de liquides, parce qu'il occupe une plus grande surface. Dans beaucoup de cas il ne peut remplacer le cautère; la sécrétion séreuse et puriforme qu'il détermine à la peau n'a point les effets du pus qui s'écoule du petit ulcère produit par les caustiques.

Le danger de supprimer un exutoire quelconque tient à l'habitude que contracte l'économie de se débarrasser par cette voie d'une certaine quantité de matériaux. Ce danger est aussi grand pour le vésicatoire que pour le cautère, quand on supprime l'un ou l'autre intempestivement. Seulement, quand il paraît raisonnable de supprimer soit le cautère soit le vésicatoire, il est bon de suivre un certain régime, et de se purger doucement, à plusieurs reprises, de loin en loin, pour suppléer à l'écoulement que l'on fait cesser.

DES VOMITIFS.

Bien des gens prennent un vomitif ou le prescrivent aux personnes placées sous leur dépendance, pour le moindre manque d'appétit, pour la plus légère douleur de tête. Le moindre inconvénient de cette absurde pratique est d'accoutumer l'estomac à vomir pour la cause la plus faible; mais elle peut entraîner de plus fâcheux résultats, car souvent elle détermine des fièvres bilieuses au lieu de les prévenir; elle convertit les fièvres gastriques en fièvres putrides, et même en fièvres malignes; enfin, on l'a vu déterminer peu à peu le cancer du pylore. Les vomitifs n'opèrent qu'en déterminant une sorte d'empoisonnement, et un médecin seul peut distinguer les cas où ce moyen violent et dangereux ne sera point nuisible : encore le plus habile se trompe-t-il chaque jour à cet égard.

DES BAUMES ET ONGUENS.

On attribue à une foule de baumes et d'onguens les propriétés les plus remarquables. Si ces compositions étaient aussi efficaces qu'on le suppose, on ne devrait s'étonner que de la fréquence des maladies incurables. Quant aux plaies, la nature seule doit être chargée du soin d'y remédier : tout ce que nous pouvons et devons faire est de faciliter son travail.

Quand une plaie est récente et encore saiguante, quand les lèvres n'en sont point trop meurtries et irritées, il suffit de la nettoyer, d'en rapprocher les bords, de les maintenir en contact et à l'abri des influences de l'air, la cicatrisation s'opère d'elle-même.

Les baumes liquides que les anciens versaient goutte à goutte dans les plaies, les vulnéraires si vantés, le dictame dont les dieux mêmes avaient enseigné les vertus à un petit nombre d'hommes privilégiés, ne sont propres qu'à irriter les parties, à provoquer une suppuration qui n'aurait pas eu lieu peut-être, et à retarder la réunion des chairs; et tel guérisseur qui, avec son baume, a cicatrisé une plaie en un mois, a opéré un travail que la nature seule eût fait en huit jours.

DU MERCURE.

Le mercure, employé avec précaution, est un moyen curatif précieux; mais administré à doses trop fortes ou trop répétées, il produit des asthmes, l'hémoptysie, la phthisie, des tremblemens nerveux, des douleurs nocturnes, ou des éruptions. Les malades qui croient se guérir seuls à l'aide de quelques formules prises dans des livres de pharmacie ou données par des charlatans, et dont ils doublent quelquefois les doses, dans l'idée de parvenir plus rapidement à une guérison complète, mettent en péril leur santé et risquent tout leur avenir. On ne doit employer le mercure que sous les yeux et d'après les conseils d'un médecin éclairé, qui en augmente ou en diminue la dose, selon qu'il le croit nécessaire, qui en provoque ou en ralentit l'action par des médicamens auxiliaires, suivant les diverses périodes de la maladie, suivant son opiniâtreté ou sa promptitude à céder aux moyens appliqués par la science, et qui sait distinguer les circontances où l'on doit le remplacer par d'autres moyens.

DE LA MORT.

Indépendamment de tous les motifs qui nous font chérir la vie ou du moins redouter de la perdre, nous craignons la mort parce que nous la croyons très douloureuse. Cette pensée nous est inspirée par la vue des convulsions et l'expression horrible du visage et de la voix dans l'agonie; mais ce n'est point là véritablement la mort, ce n'est encore que la maladie. La mort, a dit un jeune et spirituel médecin, M. Bourdon, la mort est un nœud coulant qui éteint la sensibilité à mesure qu'il serre davantage. La mort n'est point douloureuse, et les phénomènes effrayans qui la précèdent n'ont rien de commun avec elle. S'il est sage de craindre les angoisses de la maladie, il l'est peu de redouter l'instant indivisible où la sensibilité s'évanouit avec la vie. Sur les champs de bataille, et sur un échafaud, comme dans un lit, la mort n'a point de véritable aiguillon, si ce n'est la répugnance naturelle au cœur de l'homme pour cesser d'être, c'est-à-dire de sentir, de jouir, et même de souffrir. La douleur d'une plaie ou d'un mal intérieur et la honte du supplice, telles sont les seules souffrances qui puissent précéder la mort : elles cessent avec elle.

FIN.

TABLE DES MATIÈRES.

FIN DE LA TABLE DES MATIÈRES.

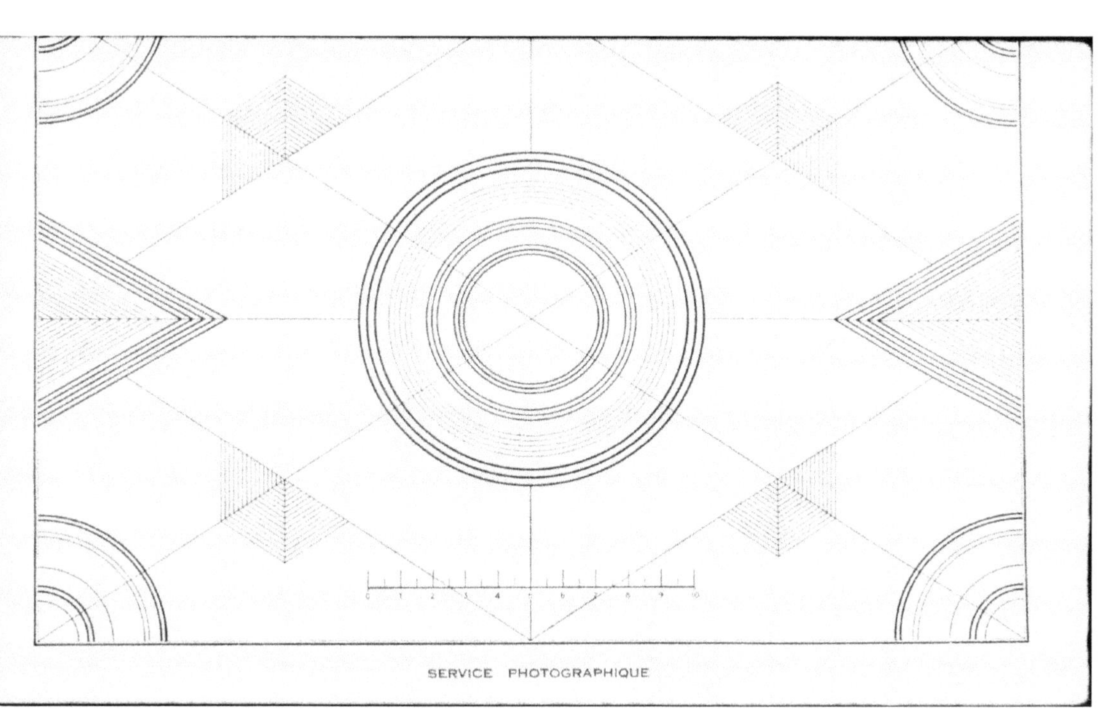

SERVICE PHOTOGRAPHIQUE

www.ingramcontent.com/pod-product-compliance
Ingram Content Group UK Ltd.
Pitfield, Milton Keynes, MK11 3LW, UK
UKHW021552260726
13993UKWH00002B/784

9 782329 234045